BERNHARD BRINK
EVA-MARIA POPP   BIANCA MATTERN

VON HIER BIS ZUR UNENDLICHKEIT

LACHEN – LEBEN – LIEBEN
„MENSCH, DEMENZ!"

BARRIEREFREIES MITEINANDER –
MUSIK MACHT'S MÖGLICH

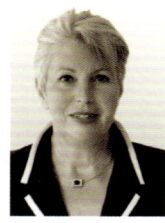

EVA-MARIA POPP

· Dipl.Pädagogin Univ.
· Unternehmensberaterin, Coach, Autorin
  zahlreicher Bücher, Keynotespeakerin
· Hochschullehrauftrag
· Dozentin an einer Fachakademie für Sozialpäd. mit
  den Fächern Psychologie, Pädagogik, Heilpäd.
· regelmäßig als Expertin gefragt in zahlreichen
  Printmedien, Funk und Fernsehen.

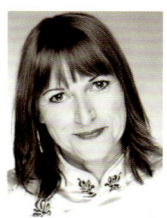

BIANCA MATTERN

· Montessoripädagogin, Montessoritherapeutin
· seit 1997 im Hochaltrigenbereich tätig
· Gründerin des NonnaAnna®-Konzeptes und
  Entwickerlin der NonnaAnna®-Materialien auf
  Grundlage der Montessoripädagogik

Impressum:

Bernhard Brink, Eva-Maria Popp Bianca Mattern

Von hier bis zur Unendlichkeit
Lachen – leben – lieben „Mensch, Demenz!"
barrierefreies Miteinander – Musik macht's möglich

© 2016 basic erfolgsmanagement Verlag, Pfarrkirchen
Alle Rechte vorbehalten

Lektorat: Medienbüro Susanne Wagner, Pfarrkirchen

Fotos: © Bernhard Brink / Privat © Wehrfritz GmbH, www.wehrfritz.com
© Pflegeheim Südhus GmbH, © Familie Borgwardt / Privat,
© Medienbüro Susanne Wagner, © Fotolia.com: Oleksiy Mark,
Jyll, i-picture, goldpix, RetroClipArt, Mihalis A., martinfredy, Grischa
Georgiew, photosvac, Tinatin, Natalya Korsak, Victoria Schaad,
Claudia Balasoiu, VTT Studio, taborsky, Volodymyr Vechirnii, Giraphics

Umschlaggestaltung/Layout/Satz: Michaela Adler, Pfarrkirchen

ISBN 978-3-944987-03-3
www.basic-erfolgsmanagement.de

Made in Germany

„DIE MUSIK IST EINFACH DER BESTE WEG ZU
REDEN, WENN EINEM SELBST DIE WORTE FEHLEN.
DIE MUSIK VERBINDET MENSCHEN."

Unbekannt

Gerne haben wir dieses Projekt unterstützt
und freuen uns, Ihnen mit dem vorliegenden
Buch ermutigende Lebensgeschichten für ein
barrierefreies Miteinander zu überreichen.

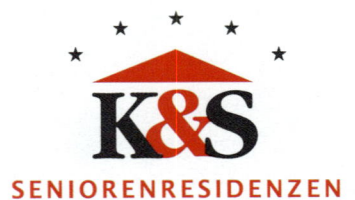

Demenz

WATTEWEICH DIE BIRNE
DENKEN KANN ICH NICHT MEHR.

SACHEN MACHEN
MIT DIR REDEN UND DICH LIEBEN
MIT DIR LAUFEN ODER RAUFEN
ALL DAS KENNE ICH NICHT MEHR.

HILF' MIR ZU ERKENNEN
WAS NOCH ÜBRIG IST VON MIR
SING MIR MEINE LIEDER
DANN BIN AUCH ICH WIEDER VON HIER!

EVA-MARIA POPP

VORWORT

„Von hier bis zur Unendlichkeit"
Mit diesem ersten Titel meines neuen Albums „Unendlich"
verbeuge ich mich vor dem Schicksal. Vor meinem Schicksal
und meinem Lebensglück, das mich Zeit meines Lebens begleitet hat und mir bisher nie von der Seite gewichen ist.
Als Glückskind wurde ich geboren und als Glückskind habe
ich bis jetzt gelebt.
Nun, mit 63 Jahren, ist es Zeit danke zu sagen.
Danke an meine Eltern, die mich liebevoll in dieses Leben
geleitet haben, danke an meine Frau, die mir seit 34 Jahren
zur Seite steht, danke an meine Unterstützer, die meine Karriere gefördert und begleitet haben.
Vor allem vor meinem Vater verneige ich mich. Von ihm habe
ich die Willensstärke und meine Energie.
Mein Vater – immer stark – immer leistungsorientiert – immer ein Vorbild. Plötzlich war er schwach und verletzbar. Das
hat mich tief berührt und zuerst verunsichert. Heute weiß
ich, dass die Demenz das Schicksal meines Vaters war und
wir, die Familie, es annehmen mussten.
Deshalb freut es mich sehr, dass ich mit diesem Buch die
Gelegenheit habe nicht nur aus meinem eigenen Leben zu
erzählen, sondern auch das Verhältnis zu meinem Vater zu
schildern und zu zeigen, was es mit mir gemacht hat, als er
durch seine Demenz immer schwächer und hilfloser wurde.
Gleichzeitig verneige ich mich mit diesen Seiten vor den
Menschen, die sich in der professionellen Altenpflege, aber

auch als pflegende Angehörige jeden Tag aufopferungsvoll um Seniorinnen und Senioren kümmern und mit vollem Einsatz versuchen, das Leben unserer älteren Generation ein Stück lebenswerter zu machen. Ich habe es selbst erlebt, was es bedeutet, wenn der Vater dement wird.

Ich freue mich, dass dieses Buch neben meinem Leben auch über die Bedeutung der Musik und vor allem des Schlagers berichtet. Musik ist mein Leben und Musik ist sicher auch Ihr Leben, liebe Leserinnen und Leser. Sie erfahren in diesem Buch sehr viel Wissens- und Lesenswertes über Musik und Schlager. Gemeinsam erinnern wir uns an alte Zeiten und lassen die Hitparade wieder lebendig werden. So geht es auch den Seniorinnen und Senioren. Vor allem für Menschen mit Demenz erleichtert die Musik das Erinnern und schenkt Freude und Lebensglück.

Sehr wichtig ist es mir danke zu sagen an meine Fans, die mich seit nunmehr 44 Jahre begleiten und mir durch ihre Treue meinen Weg als Sänger, Entertainer und Moderator geebnet haben. Umso mehr freut es mich, dass ich mit meiner Musik dazu beitragen kann, das Leben aller Menschen zu bereichern – Musik bringt Freude ins Leben!

Danke auch an die Autorinnen Eva-Maria Popp und Bianca Mattern, die maßgeblich daran beteiligt sind, dass dieses Buch entstehen konnte.

Danke an alle und herzlichst

Ihr Bernhard Brink

BEI JEDEM WALZERSCHRITT
TANZT DIE SEELE MIT
ODER
WIE ES ZU DIESEM BUCH KAM

EVA-MARIA POPP

Diese wunderbare Textzeile aus dem Lied „Lippen schwei-gen" von Franz Lehar trifft für mich den Nagel auf den Kopf und zeigt mir, welche wichtige Rolle die Musik im Leben vieler Menschen spielt.

Auch ich erlebe es immer wieder an mir selbst, dass die Mu-sik ein wahrer Balsam für meine Seele ist.
Gerade gestern hatte ich so ein tiefgreifendes und einschnei-dendes Musik- und Tanzerlebnis, das ich Ihnen nicht vorent-halten möchte:

Es ist Silvester und ich freue mich, dass ich wieder einmal tanzen darf. Ich bin inzwischen 58 Jahre alt und leide an dem einen oder anderen Wehwehchen. Vor allem meine Füße sind nach 4 hochkomplizierten Fußoperationen sehr ramponiert und in Mitleidenschaft gezogen.

Deshalb humple ich in der Regel durch die Gegend, was für mein Ego nicht unbedingt der Hit ist, um diesen unange-

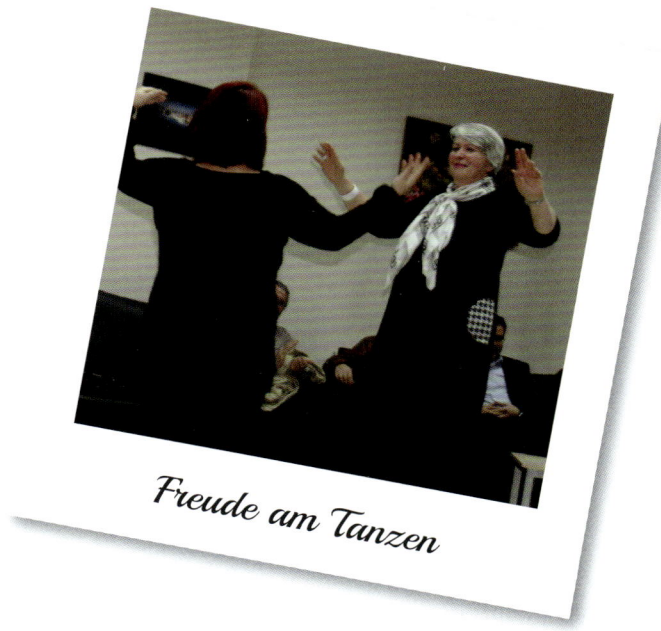

Freude am Tanzen

nehmen Umstand in Jugendsprache auszudrücken. Nein, ständig bei jedem Schritt Schmerzen zu haben ist nicht angenehm. In der Folge überlege ich mir jeden Schritt und mache keinen Schritt zu viel.

Ganz anders beim Tanzen. Ich stelle fest, dass mir die Musik in die Beine fährt und sich meine Schmerzen in Luft auflösen. Früher hätte man gesagt: Die tanzt wie der Lump`am Stecken. Glückselig bewege ich mich im Rhythmus der Musik und mein Körper scheint in einen Jungbrunnen gefallen zu sein. Weder Gleichgewichtsstörungen trüben meine Beweglichkeit, noch Schmerzen, noch mein steifes Gelenk. Keiner sieht mir meine Gehbehinderung an wenn ich tanze. Verrückte Welt!

Ähnliches habe ich schon bei Seniorinnen und Senioren beobachtet, die oftmals reglos im Stuhl sitzen und deren körperliche Beweglichkeit stark eingeschränkt ist, oder deren
Erinnerungsvermögen durch eine fortschreitende Demenz
gewaltig nachgelassen hat. Doch sobald sie Musik hören,
vor allem Livemusik, scheint das alte Leben in die müden
Glieder und den verwirrten Geist zurückzukehren.

Ich verbinde damit ein sehr eindrückliches Erlebnis, das ich
während einer Studienreise in die Türkei gemacht habe. Im
Zuge meiner Dozententätigkeit habe ich das Führungsteam
eines türkischen Altenheims geschult. Am Abend war ich
eingeladen zum sogenannten „Süßen Mittwoch", der regelmäßig im Heim durchgeführt wird. Das bedeutet, dass sich
alle Bewohner, aber auch das Pflegeper-
sonal, am Abend zu einer musikalischen
Veranstaltung zusammensetzen. Eine
Musikgruppe spielt traditionelle tür-
kische Musik.

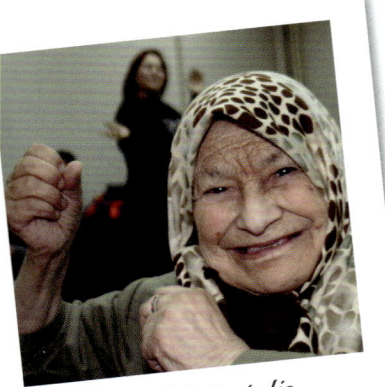

*Musik bringt die
Lebensfreude zurück*

Ich habe mich zum Beginn dieses
Abends mit einer Dame beschäftigt,
die im Rollstuhl saß und einen sehr
regungs- und teilnahmslosen Ein-
druck machte. Ich saß neben ihr und
versuchte Kontakt zu ihr aufzuneh-
men, was mir allerdings nicht gelang.
Plötzlich intonierte die Musikgruppe das erste Lied und
die Dame begann sich spontan und sehr intensiv im Rhyth-

mus der Musik mit dem Oberkörper in ihrem Rollstuhl zu bewegen. Ich fasste sie an ihren Händen und wir beide begannen einen flotten Tanz. Sie lachte über das ganze Gesicht und war äußerst aktiv und aufgeschlossen unterwegs. Ihre Müdigkeit und Teilnahmslosigkeit waren wie weggeblasen. Ich war tief berührt von diesem Erlebnis und habe eine neue Freundin gewonnen.

Eine weitere Erfahrung in Sachen Musik und Senioren habe ich von Bianca Mattern erfahren, die sich mit ihrer Beschäftigungsmethode NonnaAnna sehr individuell und lebensnah um Menschen mit Demenz kümmert.

Sie hat mir von Peter erzählt, der demenziell erkrankt ist und sehr unter seinem Gedächtnisverlust leidet. Oftmals ist er depressiv und inaktiv. Einmal pro Woche gehen Bianca und Peter miteinander in einen Pferdestall und unterstützen das Stallteam bei der Arbeit. Dabei plaudern sie über Gott und die Welt. An einem Tag hat Bianca zufällig einen Schlagertitel erwähnt: „Ein Bett im Kornfeld". Na, dann ging bei Peter die Post ab. Sofort hat er begonnen diesen Titel zu singen. Doch es blieb nicht nur bei dem Titel. Nein, er hat das gesamte Lied gesungen und noch viele weitere Lieder. Die beiden haben die gesamte Hitparade der 70er Jahre rauf und runtergesungen. Unter anderem hat er das Lied „Weiße Rosen aus Athen" vorgetragen und danach mit Tränen in den Augen erzählt, dass er seiner Frau mit weißen Rosen einen Heiratsantrag gemacht hat.
Durch diesen einen Titel, den Bianca im gemeinsamen

Gespräch mit Peter erwähnt hat, haben sich bei Peter die Schleusen zu seinem Lebensgedächtnis geöffnet und die Erinnerungen sind zurückgekommen.

Das ist gerade für Menschen mit Demenz ein wahrer Segen, ein Jungbrunnen und Balsam für die Seele. In der Folge geht die depressive Grundstimmung zurück und die Aktivität steigt. Die Wirkung hält lange an und es kommt zu einer nachhaltigen Verbesserung der gesamten Grundbefindlichkeit.
Bianca hat diese berührende Szenen einer einzigartigen Lebenserinnerung, ausgelöst durch einen Musiktitel, in einem Kurzvideo festgehalten. Diese Filmsequenz habe ich gesehen und sie hat mich nachhaltig berührt und fasziniert.

Ein weiteres Erlebnis in Sachen Musik und Senioren durfte ich während einer Schlagerreise auf Mallorca machen.
Als Unternehmensberaterin war ich auf der Suche nach geeigneten Reisemöglichkeiten für NonnaAnna-on-Tour. Dort gehen Menschen mit Demenz zusammen mit ihren Angehörigen auf Reisen oder unternehmen Tagesausflüge. Die NonnaAnna-Betreuer sorgen während dieser Reisen und Ausflüge mit sinnvollen Beschäftigungs- und Betreuungsangeboten für die mitreisenden demenziell Erkrankten. In der Folge kann sich der pflegende Angehörige erholen und hat Zeit für eigene Unternehmungen. Aber auch gemeinsame Ausflüge und Freizeitangebote werden unternommen.
Diese Schlagerreise wurde mir von dem bekannten Journalisten Michael Weber empfohlen, der auf Mallorca lebt und

neben seiner journalistischen Tätigkeit auch individuelle Ta-
gestouren für Gäste anbietet. Er hat mir in eindrücklichen
Tönen geschildert, wie gerade die Seniorinnen und Senioren
während dieser Reise auftauen
und dass diese Schlagerreise die
optimale Sache für NonnaAnna
wäre.

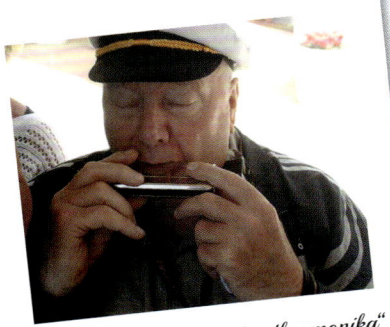

So habe ich mich im Mai nach
Mallorca aufgemacht und mich
zusammen mit 1000 weiteren
Musikfreunden in die Welt des
Schlagers begeben.
Bekannte Schlagersänger wie
Chris Roberts und Bernhard
Brink haben die Gäste den
ganzen Tag live unterhalten und

„Der Junge, mit der Mundharmonika"
Dietmar gibt auf der Schlagerparty
auf Mallorca ein Privatkonzert

die Stimmung war von früh bis spät am Kochen. Seniorinnen
und Senioren, aber auch viele junge Menschen, sind für ein
paar Tage in die Welt der Musik eingetaucht und haben das
Leben in vollen Zügen genossen.

Ich habe beobachtet und war fasziniert von der Wirkung
der Musik auf die Menschen. Die Gesichter sind offen, die
Menschen bewegen sich im Takt. Es entsteht ein Gefühl der
Gemeinsamkeit.

Diese Beobachtungen und mein eigenes Erleben haben mich
dazu bewogen mich näher mit der Wirkung von Musik auf
Menschen zu beschäftigen.

MEIN FAZIT:

MIT MUSIK GEHT ALLES BESSER!

MIT MUSIK IST DAS LEBEN SCHÖNER!

MUSIK BEWEGT DEN KÖRPER UND DIE SEELE!

MUSIK HÖREN GIBT EIN GEFÜHL

DER ZUGEHÖRIGKEIT!

Michael Weber war es auch, der mich mit Bernhard Brink zusammengebracht hat, einem der ganz Großen in der deutschen Musikwelt, der 1972 seinen ersten großen Auftritt bei Dieter Thomas Hecks Hitparade hatte und seither nicht mehr wegzudenken ist aus dem deutschen Showbusiness.

In einem sehr angenehmen und tiefgehenden Gespräch, erst auf Mallorca und danach in Berlin, sind wir eingetaucht in die Welt der Musik, aber auch in die Welt der Demenz.
Bernhard hat mir sehr offen von der Krankheit seines Vaters, vom Verlust der Erinnerungen und der Würde erzählt.
Noch sehr präsent ist ihm das Gefühl der Hilflosigkeit, das ihn überkam, als sein Vater ihn nicht mehr erkannte und er war sofort Feuer und Flamme von der Idee, Menschen die von Demenz betroffen sind mit seiner Musik ein Stück Lebensqualität zurückzugeben.
Das war die Geburtsstunde dieses Buches, dessen Ziel es ist ein tiefes Verständnis dafür zu wecken, welche tiefe Bedeutung die Musik für viele Menschen hat und wie Musik helfen kann.

MUSIK MACHT DAS LEBEN LEBENSWERT:

- DAS LEBEN ALLER MENSCHEN,
  DIE GERNE MUSIK HÖREN.
- DAS LEBEN ALLER MENSCHEN,
  DIE KRANK SIND AN LEIB UND VOR ALLEM SEELE.
- DAS LEBEN ALLER MENSCHEN, DIE VON DEMENZ
  BETROFFEN SIND.
- DAS LEBEN ALLER MENSCHEN, DIE SICH UM SIE
  KÜMMERN.

Sie werden in diesem Buch vor allem über die Bedeutung der Schlager lesen, weil diese noch näher an das Lebensgefühl der Menschen in den einzelnen Epochen gekoppelt sind.

Schließlich ist das 20. Jahrhundert ein Jahrhundert der leichten Muse und der Schlager.

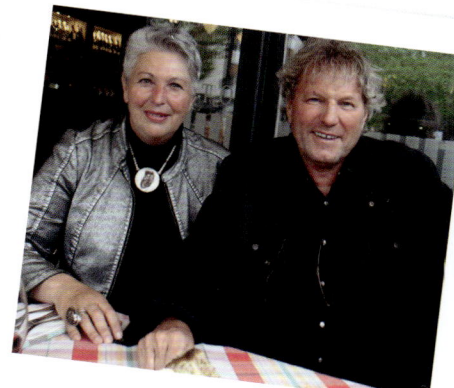

*Beim Italiener
am Kudamm in Berlin
entsteht das Buchkonzept*

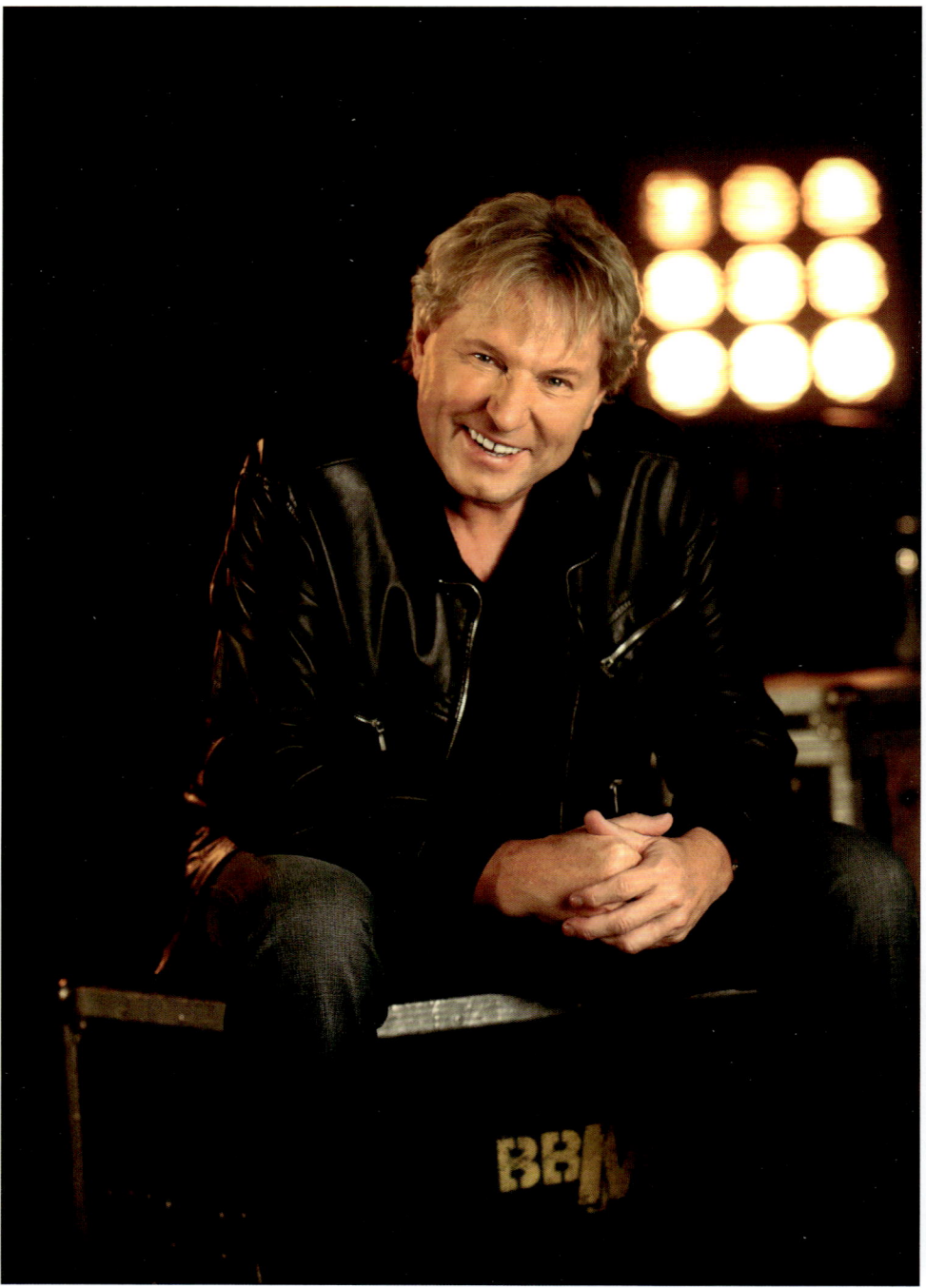

BERNHARD BRINK, DER GROSSE SCHLAGERSÄNGER

EIN PORTRAIT VON EVA-MARIA POPP

JANUAR 2016 PAPENBURG AN DER EMS.
Um 14.00 Uhr sind wir verabredet, Bernhard Brink und ich. Wie immer bin ich in Eile, weil sich Unvorhergesehenes wie selbstverständlich vor die wichtigen Termine schiebt. Ich betrete das Hotel in Papenburg. In der Lobby sitzt Bernhard mit einem Freund und Helfer bei einer Tasse Kaffee. Sie bereiten das Konzert am Abend vor, das in der benachbarten Stadthalle gegeben wird. Sein Freund packt CDs aus und Autogrammkarten, die er Bernhard zum Unterschreiben vorlegt, was dieser auch gewissenhaft erledigt. Noch bin

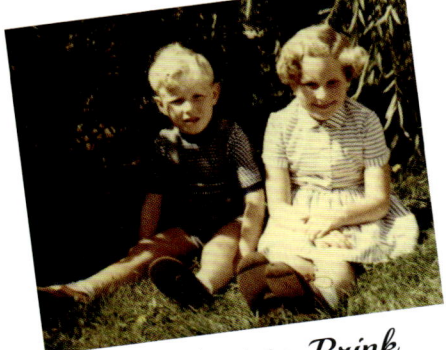

Geschwister Brink

ich im Stress, doch das Phänomen Bernhard Brink, die sonore, kräftige Stimme, das sonnige Gemüt, beginnt zu wirken und während ich meinen Computer auspacke, um Bernhards Antworten auf meine vielen Fragen über sein Leben und vor allem das Verhältnis zu seinem Vater festzuhalten, werde ich immer ruhiger und lasse mich anstecken von der Heiterkeit, die beide Herren verbreiten.

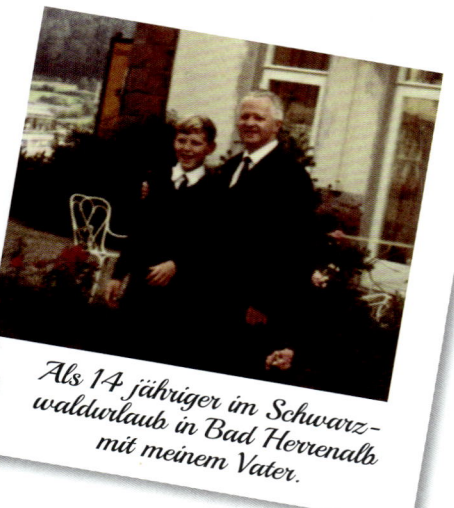

Als 14 jähriger im Schwarzwaldurlaub in Bad Herrenalb mit meinem Vater.

Immer ein kleines Schäkern auf den Lippen, in der Sache jedoch konsequent und diszipliniert. So beginnen wir zu plaudern, über das Leben, über sein Leben, über seinen Erfolg, über die glücklichen Zufälle, die sein Leben in die richtige Richtung führten UND über seinen Vater, der für ihn immer noch ein Vorbild ist.

Es war der 28. Januar 1922, an dem Evert Brink das Licht der Welt erblickte. Vor allem war es kein leichtes Leben, in das der kleine Brink hineingeboren wurde. Es war gerade einmal 4 Jahre her, dass der erste Weltkrieg sein großes Morden beendet hatte. Die Menschen in Deutschland sind arm und gebeutelt. Doch sie lassen sich nicht unterkriegen, ganz im Gegenteil. Die 20er Jahre sind neben der schweren Zeit geprägt von Lust auf Leben. Diese Lust auf Leben hat dieses Kind wohl mit der Muttermilch aufgesaugt und auch an den Sohn, der 30 Jahre später im Jahr 1952 zur Welt kommt, weitergegeben. Dazwischen liegen jedoch schwere Schicksalsjahre, geprägt von Inflation und bitterer Armut, einer Jugend in der

Nazizeit, der zweite Weltkrieg, das jahrelange äußerst harte Leben in russischer Gefangenschaft und die Jahre des Aufbaus danach.

Architekt ist er geworden, der kleine Evert. Ein guter, sehr guter Architekt, wie sein Sohn Bernhard heute von ihm sagt. Er hat die Architektur geliebt, das Bauen, das Erschaffen. Kraftvoll sei er gewesen und zielorientiert, beschreibt Bernhard seinen Vater. Dabei kann ich die Bewunderung und die tiefe Zuneigung, welche die beiden Brinks, Vater und Sohn verbunden hat, erkennen. Ich spüre sie aus jedem Wort, das Bernhard über seinen Vater spricht.

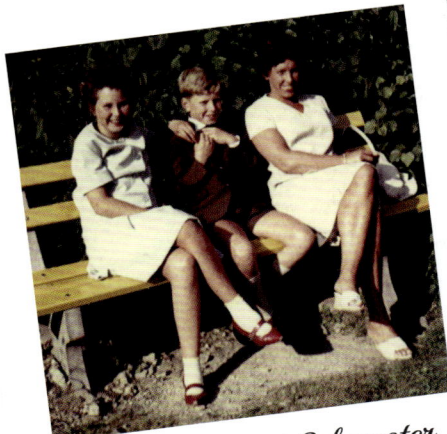

Mit Mutti und Schwester

Sein Vater habe IMMER gebaut, fährt Bernhard mit der Beschreibung fort. Er hat ganz Nordhorn gebaut, das ist die Stadt in der Bernhard am 17. Mai 1952 das Licht der Welt erblickte.

Bernhard und seine ältere Schwester Sonja spüren nichts mehr von dem harten und entbehrungsreichen Leben der Eltern vor und während des Kriegs. Die Eltern haben nichts, aber auch gar nichts, erzählt von dieser schlimmen Zeit, die hinter ihnen lag. Das war typisch für das Leben im Nachkriegsdeutschland. Die Menschen haben die Schrecken und

Wirren des Krieges verdrängt. Ob sie es erfolgreich verdrängt haben sei dahingestellt. Oft beginnen diese Menschen erst später im Seniorenalter zu erzählen.

Er sei sehr behütet aufgewachsen, meint Bernhard selbst von seinem Leben als Kind und Jugendlichem in einer kleinen Stadt in den 50er und 60er Jahren. Wir haben keine Kriege erlebt. Unser Vater hat alles für seine Familie getan. Wir, meine Schwester Sonja und ich, haben keine Entbehrungen erlebt, wie die Generationen vor uns.

Vater war die beherrschende Figur in der Familie. Vor allem war er glücklich, wenn er bauen konnte. Streng war er UND ein Familienmensch. Wir hatten Respekt vor ihm. Heute würde man sagen, er war ein Workaholic, allerdings im Sinn der Architektur.

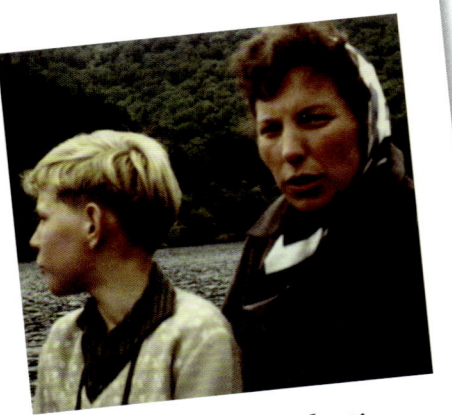

Mit meiner Mutti

Mutter Gerda Brink, am 24. März 1935 geboren, ist der gute Geist der Familie, so wie es sich damals gehört. Sie hält dem großen Erbauer den Rücken frei und sorgt dafür, dass es zu Hause immer angenehm und schön ist.

Schwester Sonja, geboren 1950, und Bernhard genießen die Vorzüge in einem wohlhabenden Elternhaus zu leben. Das Leben als Jugendlicher in den 50er und 60er Jahren ist geprägt von den Annehmlichkeiten, die ein schickes großes Haus mit Pool im Garten bietet und einer abwechslungsreichen Freizeit mit den Freunden am Tennisplatz. Die Atmosphäre in dieser Familie ist geprägt von Harmonie, aber auch Disziplin. Vater Brink war die uneingeschränkte Autorität im Haus und gab ganz natürlich den Ton an.

So war es ein ungeschriebenes Gesetz, dass die Kinder während der Mittagspause ruhig zu sein hatten. Vater hielt nach dem Essen Mittagsschlaf, da durfte man auf keinen Fall stören, das hätte böse Folgen gehabt.

Viele Stunden habe er zudem im Büro des Vaters verbracht, das in einem rückwärtigen Teil des Hauses untergebracht war. Die Angestellten im Architekturbüro hantierten mit den Rechenschiebern und konzentrierten sich auf die Arbeit an den Zeichenbrettern. Oft fuhr Bernhard mit seinem Vater auf die Baustellen und bewunderte auch dort dessen Tatkraft.

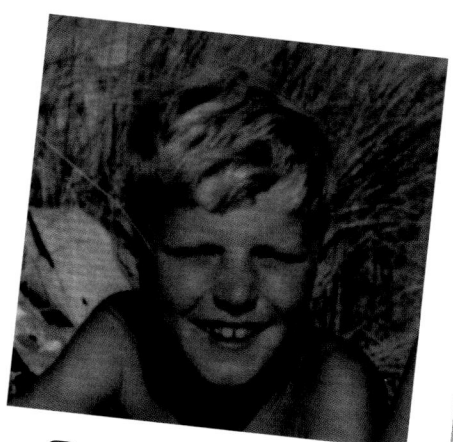

Der kleine Bernhard

Bernhard hat diese Vater-Sohn-Ausflüge in die Arbeitswelt des Vaters sehr genossen. Er hat ihn gerne begleitet, den großen, starken Mann an seiner Seite und ist dabei tief eingetaucht in die

Welt des Bauens. Es hat ihm sichtlich Freude bereitet und gefallen. Das ließ beim Vater die Hoffnung keimen, dass er im Sohn eines Tages einen würdigen Nachfolger finden würde. Doch es sollte anders kommen. Doch dazu später.

Bernhard heute im Oton:

„Nein, das ArchitekturGen meines Vaters habe ich nicht geerbt. Dafür hat mich die Musik schon früh in meinem Leben in Beschlag genommen. Ich lebte schon immer von der Musik und für die Musik. Musik ist mein Leben. Ich lebe diese Leidenschaft genauso intensiv, wie mein Vater seine Leidenschaft zur Architektur gelebt hat. In diesem Sinne kann ich wohl sagen, dass mich mein Vater mit seinem Elan und seiner kraftvollen Art, seine Projekte umzusetzen, sehr geprägt hat. Dieses Fundament ist ein Teil meines Erfolgs als Sänger.“

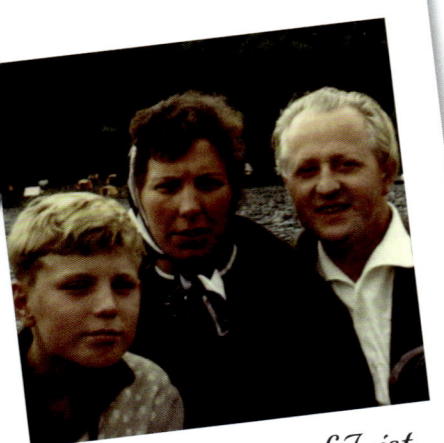

Familienurlaub auf Juist

Erste musikalische Eindrücke bildeten, unbemerkt vom Vater und zuerst auch von der Mutter, die Gesangsstunden bei einer Opernsängerin in Schüttdorf, in die der halbwüchsige Bernhard sein Taschengeld investierte. Mit 16 Jahren begann diese erste Investition in Sachen späterer Karriere.

„ Irgendwann hat meine Mutter die Sache mit meinen heim-

lichen Gesangsstunden bemerkt und
hat mich, unbemerkt vom Vater, unterstützt. Erst viel später hat mein
Vater zum ersten Mal erkannt, wie
wichtig mir die Musik schon damals war. Meine Eltern waren
tolerant genug und vor allem
legten sie auch Wert auf Bildung, so dass sie meine Ausflüge in die musikalische Welt
durchaus gerne sahen, allerdings ohne im Geringsten
zu ahnen, dass diese Welt
meine Zukunft bestimmen sollte.

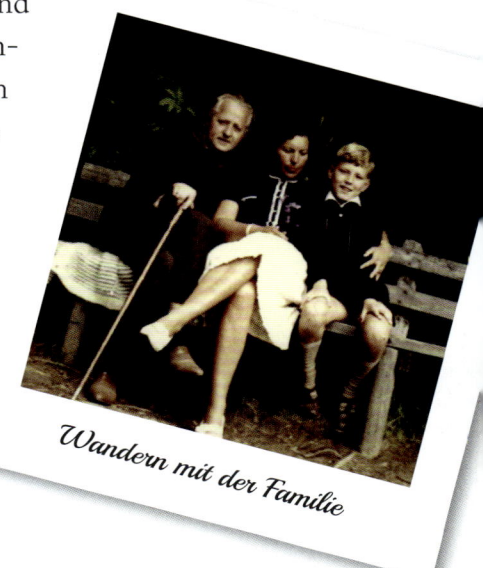

Wandern mit der Familie

Parallel zu meiner persönlichen, schulischen und musika-
lischen Entwicklung startete Dieter Thomas Heck mit sei-
ner Hitparade im Zweiten Deutschen Fernsehen. Die Sendung war von Anfang an ein großer Erfolg und prägte das
Weltbild einer ganzen Generation von Jugendlichen in der
Pubertät, junger Erwachsener, aber auch deren Eltern.
Noch ahnte ich nicht, dass diese Hitparade und Dieter
Thomas Heck meinem Leben eine derartig große Wendung
geben sollte. Doch dazu später:
Erst möchte ich erzählen, wie der Zufall meinen Weg zum
Leben eines Berufsmusikers und Schlagersängers geebnet
hat: Eine große Rolle hat mein Onkel Heinz in Nordhorn
gespielt. Er hatte eine eigene Band, die „Original Teddys".
Ihn habe ich überzeugt, dass ich unbedingt Aufnahmen von

meinem Gesang haben musste und er hat mich bei diesem Vorhaben unterstützt. Mit seinem Uher-Tonband, hat er zum ersten Mal in meinem Leben Aufnahmen meiner Stimme und meines Gesangs gemacht. Wie aufregend! Ein erster Traum ging für mich in Erfüllung.

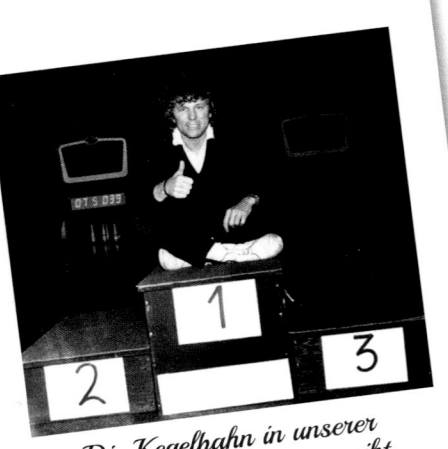

Die Kegelbahn in unserer Tennishalle wird eingeweiht

Onkel Heinz hat das Mikrofon vor mir aufgestellt und ich habe MEINE Lieblingslieder gesungen, "Candida" von Sweet.
Auf Deutsch wurde dieser Titel damals von Bata Illic interpretiert. Ein weiteres Lied, das ich in Onkels Mikrofon schmetterte war Silvermoon Baby von Randolph Rose. Das war ein Typ wie der Sammy Davis Junior.

Diese Musikaufnahmen waren eine wichtige und gute Basis und der Grundstein für meine Karriere als Musiker. Ohne diese Aufnahmen hätte es der Zufall nicht so leicht gehabt mich zu einem Berufsmusiker mit Leib und Seele zu machen.
So nahm das Schicksal seinen Lauf:
Als Schüler der 12. Klasse habe ich zusammen mit meinen Mitschülern eine Winterreise nach Tirol absolviert. Wir haben in der 12. Klasse das Vorabitur abgeleistet, weshalb das eine spannende Zeit war. Auch die besagte Winterreise fiel in

die 12. Klasse. Sie sollte der zweite entscheidende Meilenstein meiner Karriere werden.

Während dieser Reise hat es sich ergeben, dass ich meinen Mitschülern in einem Cafe´ das Band meines Onkels vorgespielt habe. Meine Mitschüler waren schwer beeindruckt und konnten sich gar nicht satt hören. „ Noch mal Berni, lass es noch mal laufen. Ein super Sound. Wow." Mit diesen und ähnlichen Worten feuerten mich meine Mitschüler an und wir hörten mal um mal das Band an, das mein Onkel von mir aufgenommen hatte.

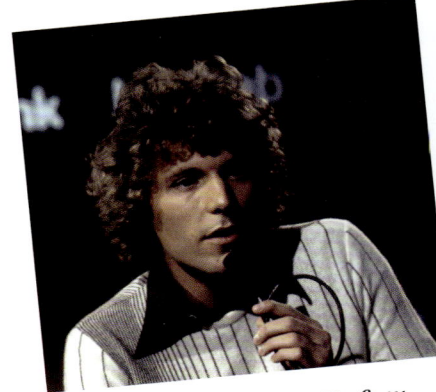

Einer meiner ersten Auftritte

Der Kellner, der für uns zuständig war, horchte auf. Josef Kurz hieß dieser Mann, den mir das Schicksal zur rechten Zeit über den Weg schickte.

Meine Musik gefiel ihm. „Das ist aber gut. Du singst ja toll." Mit diesen Worten kommentierte er mein Band und er sollte mein Sprungbrett in die Welt der großen Musik im fernen Berlin werden.

WO kam er eigentlich her, der Kellner Josef?

In Tirol war er nur, weil er seiner Schwester, der das Café gehörte, ausgeholfen hatte. Eigentlich war er fest in Berlin im Restaurant Neffi als Kellner engagiert. Dort verkehrten damals sehr wichtige Leute, die er alle kannte. Unter anderem verkehrte im Neffi ein sehr einflussreicher Musikmanager, Dieter Behlinda, den mein Josef auch sehr gut kannte. Dieter hat Michael Holm gemanagt, der damals schon ziemlich bekannt war.

Josef Kurz hat mein Band mit nach Berlin genommen und es Dieter Behlinda übergeben, worauf dieser mich kurz entschlossen zum Vorsingen nach Berlin einlud.

Puh, das war ein Ding.

Da meine Eltern nicht unvermögend waren, hat mich mein Vater begleitet und die hohen Kosten auf sich genommen: Mit der Pan Am sind wir von Hannover nach Berlin geflogen. Das war wirklich eine große Sache. Da Berlin damals mitten im Gebiet der DDR lag, eine geteilte Stadt war und vor allem einen Sonderstatus als offiziell immer noch besetztes Gebiet hatte, durfte die deutsche Lufthansa nicht nach Berlin fliegen. Berlin sollte bis zur Wende 1989 den Viermächtestatus haben und war eingeteilt in eine amerikanische, eine britische, eine französische und eine russische Zone.

Zuhause in Nordhorn im Garten mit meinen Eltern

Mein Vater hat diese Reise sehr genossen und mich gerne begleitet. Insgeheim hat er gehofft, dass er mir damit auf elegante und pädagogisch geschickte Art und Weise die Flausen mit der Musik austreiben würde. Er war sicher, dass mich

Dieter Behlinda abfertigen würde und damit der Traum von der großen Musikerkarriere endlich ad acta sei.

Doch es sollte anders kommen:

Ein aufregender Ausflug in die große weite Welt und ich mitten drin. Diese Reise nach Berlin, die mein Leben nachhaltig prägen sollte, war für mich ein tolles Ereignis.

Endlich war der Tag gekommen und ich stand vor Dieter Behlinda, dem großen Manager. Er war sehr freundlich zu mir und hat mir gezeigt, wie ich mein Vorsingen gestalten sollte. Er hat mir ein sehr gutes Equipment zur Verfügung gestellt, so dass das Vorsingen schon sehr professionell war. Auch einen Fotografen hat er mir besorgt. Mit ihm bin ich über den Kudamm zur Gedächtniskirche gelaufen und er hat unzählige Fotos von mir geschossen. Insgeheim dacht ich mir, dass

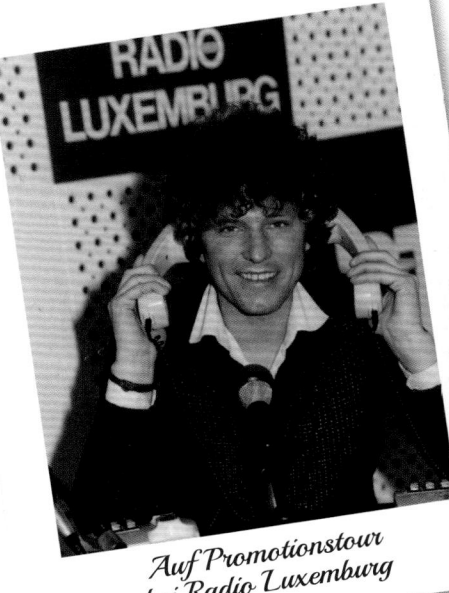

Auf Promotionstour bei Radio Luxemburg

es wohl ein sehr schlechter Fotograf sein müsste, weil er so viele Aufnahmen braucht. Zum Glück habe ich das nicht geäußert und meine Klappe gehalten, die damals schon sehr groß war. Ich hätte mich sehr blamiert. Aber woher sollte ein Abiturient aus einer kleinen Stadt in NRW wissen, dass man für tolle Fotos hunderte von Aufnahmen benötigt.

Für mich und meinen Geschmack gingen diese tollen Berliner Tage viel zu schnell vorbei. Ich war auf den „Berliner Geschmack" gekommen. Mein Vater hat diesen Ausflug zwar auch genossen. Er war jedoch froh, dass er in sein bequemes und beschauliches Zuhause zurückkehren konnte.

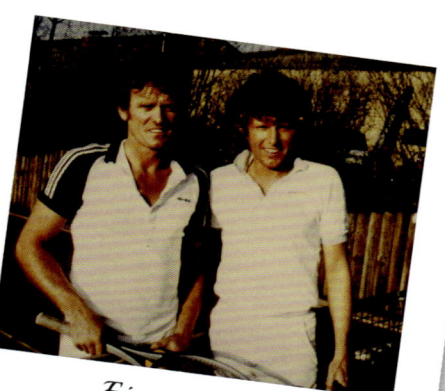

Ein spannendes Tennismatch mit Torhüter Sepp Maier in München

Vor allem war er mit sich und der Welt zufrieden, weil er der Meinung war, mich elegant auf den Weg zurück in ein gut bürgerliches Leben gebracht zu haben. So flog ich mit meinem Vater zurück in mein Leben als Schüler und Abiturient, zu meinen Freunden und meinem Tennisspiel.

Doch auch Dieter Behlinda war auf den Geschmack gekommen. Er war Vollprofi im damaligen Musikgeschäft und ahnte, dass er mich gut vermarkten konnte. Deshalb hat er meine Bandaufnahmen gut aufbereitet und sie Thomas Meisel vorgespielt. Die Gebrüder Meisel spielten in der damaligen Zeit in der Liga der ganz großen Musikproduzenten. Thomas und Peter Meisel waren die Besitzer der Hansa Plattenfirma. Ihr Musikverlag hieß Will Meisel.

So nahmen die Dinge ihren Lauf und die Überraschung war riesengroß, als meine Mutter mich aufgeregt auf dem Tennisplatz abholte. Sie winkte mir zu. Ein wichtiger Anruf vom

Musikverlag in Berlin mit der Bitte um sofortigen Rückruf. Wow. Sollte das wirklich wahr sein. Ich konnte es nicht glauben und schwang mich auf mein Mofa. Den Tennisschläger und meine Utensilien habe ich damals vor lauter Aufregung ganz vergessen. Ich trat in die Pedale meiner Solex und holte aus dem getunten Mofa heraus, was der kleine Motor hergab.

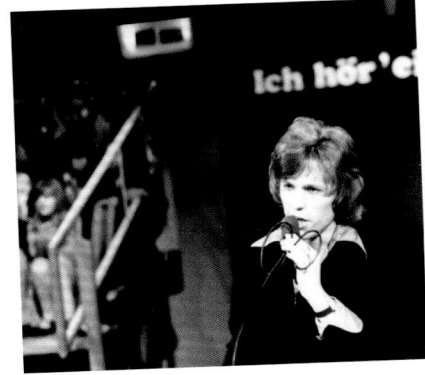

In der ZDF Hitparade

Das Telefonat, das daraufhin folgte war das Schönste in meinem Leben. Die Meiselbrüder wollten einen Zweijahresvertrag mit mir abschliessen.

Wow. Das hat mich erst mal umgehauen und meine Eltern fielen aus allen Wolken und waren hin- und hergerissen zwischen Stolz und Enttäuschung. Sie freuten sich einerseits sehr für mich. Andererseits sahen sie die Hoffnung auf eine solide akademische Karriere ihres Sohnes schwinden. Für meinen Vater zerplatzte der Traum vom würdigen Nachfolger im Architekturbüro, meine Mutter träumte vom Sohn als Anwalt in Nordhorn oder einem honorigen Amtsrichter. Doch dieser Sohn sollte ins sündige Berlin und eintauchen in den Großstadtdschungel und Musiker werden. Mal sehen. Sie waren noch nicht überzeugt von meinem Weg, doch sie ahnten, dass sie mich nicht halten konnten und waren so klug und ließen mich fürs erste ziehen.

Durch diesen Umstand bin ich an die seriöseste Firma gekommen, die ich mir vorstellen konnte. Das war ein großes Glück. Ich selbst war damals noch völlig naiv und hätte wirklich reinfallen können.

Die Meisels hatten alle Großen unter Vertrag: Drafi Deutscher wurde von denen gemanagt, Peter Alexander und viele andere.

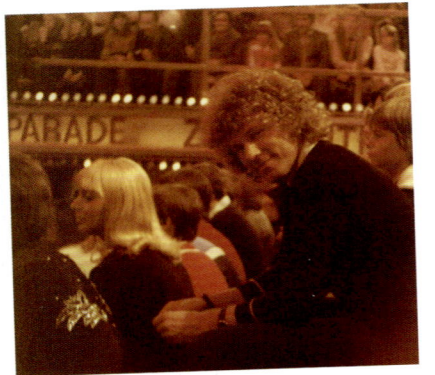

ZDF Hitparade! - ich warte im Publikum auf meinen Auftritt

Ihr Einfluss war so groß, dass sie mich gleich in der Hitparade von Dieter Thomas Heck unterbrachten. So stand ich nun auf der großen Bühne mitten in Berlin – im ZDF Studio der Hitparade. Ich konnte es kaum glauben und trotzdem war es wahr.

Wir schrieben das Jahr 1972 und ich war ganze 19 Jahre alt. Bei der ersten Sendung habe ich am ganzen Körper gezittert. Rex Gildo war hinter mir und hat geschäkert: „Guck, wie sein Popöchen zittert."

Mein Auftritt war noch nicht perfekt. Doch mein Manager und auch die Plattenfirma haben mein Potential gesehen und an mich geglaubt. Da meine Plattenfirma sehr erfolgreich war, hatten sie den Einfluss, dass man mir Zeit gab zu lernen. Ich habe unter den Fittichen meines Managers schnell gelernt. Ich war ehrgeizig und voll Elan. Ich hatte die Luft des musikalischen Erfolgs geschnuppert und ich WOLLTE diesen Erfolg behalten.

1973 hat mich Thomas Meisel einem weiteren, sehr wichtigen Mann vorgestellt: Gerhard Kämpfe. Auch er hatte viele bekannte Showgrößen unter seinen Fittichen – Georg Danzer, der bekannte Austropopbarde wurde von ihm gemanagt und auch Roland Kaiser. Noch heute gehört Gerhard Kämpfe zu den großen Managern. Bekannt sind seine Open Air Konzerte auf dem Berliner Gendarmenmarkt.

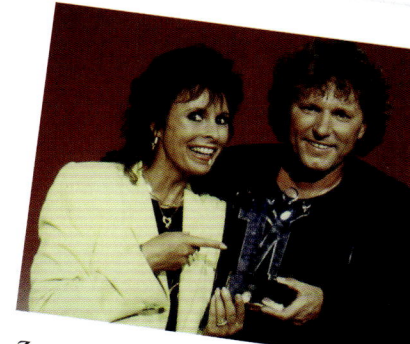

Er organisierte für mich Touren durch alle Berliner Diskotheken. Er hat mich beobachtet, die entscheidenden Tipps gegeben, mich

Ireen Sheer und ich haben mit „Du gehst fort" die Goldene Stimmgabel gewonnen und den Jahressieg der Hitparade

mit Moderationstrainings geschult, meine Körpersprache verbessert, meine Ausdruckskraft gestärkt. Er hat mich immer und immer wieder korrigiert, mir aber auch positives Feedback gegeben, wenn ich etwas gut gemacht habe. Nach diesem Intensivcoaching mit meinem Manager kam ich richtig groß raus. Mein Ehrgeiz und mein Fleiß sollten sich richtig bezahlt machen.

Heute bin ich sehr froh, dass ich diese Zeiten erlebt habe. Ich hatte damals wirklich eine Chance bekommen. In dieser Zeit hatte man noch Zeit und konnte etwas werden, wenn man den richtigen Förderer hatte.

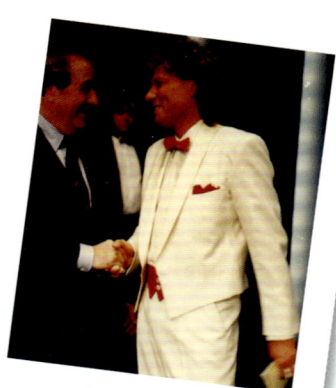

Zu Gast bei Hans Joachim Kulenkampf in der Samstagsabendshow „Einer wird gewinnen"

Das Leben auf der Bühne und Backstage war spannend und unendlich toll. Seither bin ich immer auf Tour – und ich bin immer der erste.

Meine Kollegin Gitte kam immer zu spät. „Wie, war ich schon dran"? Sagte sie, wenn sie mal wieder zu spät war.

Wir mussten eine Mark bezahlen, wenn wir zu spät kamen, das prägt. So bin ich immer noch sehr pünktlich. Wie man sieht, bleibt was man in der Jugend lernt. Ganz nach dem Motto: „Was Hänschen nicht lernt, lernt Hans nicht mehr" und umgekehrt. Was man sehr früh gelernt hat, das begleitet einem ein Leben lang.

Hinter den Kulissen der Hitparade lebten wir eine Art Familienleben und Familientreffen. Wir haben immer im Hotel Schweizer Hof in der Budapester Straße gewohnt, das es heute noch gibt.

Das war hammerhart. Eines Tages hatte ich da gesessen. Ich – 19 Jahre alt oder besser gesagt jung, mit Wim Thoelke und Peter Frankenfeld. Sie waren damals die großen Showmaster und die Helden der Nation. Peter hat mir die besten Kartentricks gezeigt.

Die Bar im Schweizer Hof war legendär. Sie hieß die Todeszelle. Mein Gott, was haben wir gefeiert.

Diejenigen, die erfolgreich waren wurden besoffen gemacht, diejenigen, die nicht erfolgreich waren haben aus Gram getrunken.

Dieter Thomas Heck war damals der absolute Guru des Schlagers. Auch er hat uns gefördert und viele Tipps gegeben. Er war ein großer Macher, besser gesagt, er war DER Macher.

Truck Branss war der Regisseur. Er trug immer einen Schal und war nicht ohne. Er hat uns alle fertig gemacht UND Frauen hat er untrüglich bevorzugt. Allerdings hat er deutlich und mit treffsicherem Blick gesehen wer wirklich Talent hatte. Diese kamen bei ihm durch. Aber er hat es uns nicht leicht gemacht.

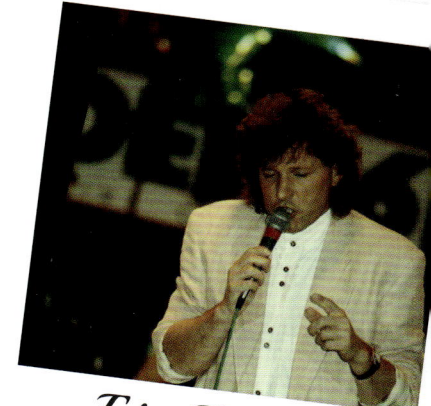

Ein Auftritt

Die Hitparade hatte damals 20 Millionen Zuschauer. Man kann mit Fug und Recht sagen, dass es schon ein dolles Ding war, dort aufzutreten. Die ganze Nation hat geguckt. Sportschau oder Hitparade, zwischen diesen Programmen konnte, beziehungsweise musste sich die Fernsehnation damals jeden Samstag um 18:00 Uhr entscheiden. Die meisten haben sich für die Hitparade entschieden und die ganze Familie, Mama und Papa, Bruder und Schwester haben Hitparade geguckt, obwohl Papa lieber die Sportschau mit den aktuellen Bundesligaergebnissen gesehen hätte.

Die Meiselbrüder sollten es nie bereuen mir einen Vertrag gegeben zu haben. Sie haben von Anfang an Gewinne mit mir gemacht. Ein Sänger, der damals in der Hitparade auftrat konnte seine Platten gut verkaufen.

So habe ich fürs erste einen Vertrag mit einer Laufzeit über zwei Jahre unterschrieben. Durch das Coaching und die Praxis wurde ich immer besser, so dass aus der Zusammenarbeit mit dem Verlag eine 10-jährige sehr erfolgreiche und angenehme Kooperation wurde.

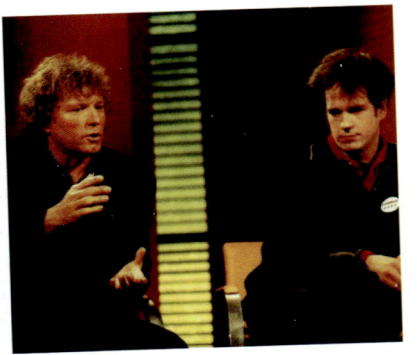

Mit Regisseur Christof Schlingensief in der Talkshow bei Sabine Christiansen

Zurück zu den Anfängen meiner Zeit in Berlin. Ich habe im April 1972 Abitur gemacht. Danach hatte ich bereits meine Auftritte in der Hitparade. Da meine Eltern meinem Erfolg als Musiker immer noch nicht ganz trauten, vereinbarten wir, dass ich erst einmal parallel zu meinen Anfängen in der Musik einen soliden Beruf erlernen sollte. Deshalb habe ich mich entschieden in Berlin Jura zu studieren.

Für meine Eltern war der Beruf eines Juristen standesgemäß und solide. Allerdings habe ich nicht ernsthaft studiert. Ich war zwar eingeschrieben an der Uni und habe drei große

Arbeitsgemeinschaftsscheine gemacht. Nach 16 Semestern wurde ich exmatrikuliert. Ich war als Sänger schon viel zu erfolgreich, als dass ich mich auf ein Studium hätte konzentrieren können.

Ganz nebenbei:
Einen Vorteil hatte das Studium in Berlin, beziehungsweise meine neue Berliner Adresse: Ich wollte auf keinen Fall zur Bundeswehr und wurde noch in meiner Heimatstadt gemustert. Als guter Tennisspieler und Sportler hat man mich als sehr tauglich befunden. Natürlich habe ich versucht Einspruch einzulegen. Ich habe mich auf meinen Scheuermann berufen und

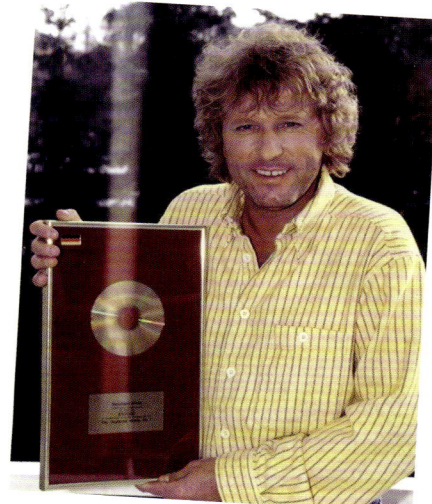

Ein Fanclub verleiht mir eine goldene CD

sollte nachgemustert werden. Dazwischen hat sich mein Umzug nach Berlin ergeben. Da die Post nicht nachgesandt werden konnte, wurde ich nie endgültig tauglich oder nichttauglich gemustert. Das lag sicher an dem besonderen antimilitärischen Status von Berlin in der Zeit als Berlin noch dem Viermächtepakt unterlag.

Letztendlich haben meine Eltern akzeptiert, dass ich nun Sänger war. Sie haben meine Karriere nicht mehr behindert, sondern waren stolz auf mich.

Da es bei den Gebrüdern Meisel für die erfolgreichen Vertragspartner Garantiesummen gab, war mein Vater als erfolgreicher Geschäftsmann nicht länger gegen meine Karriere als Sänger. Er hat nicht ohne Stolz registriert, dass ich immer erfolgreicher wurde und hat mich unterstützt das Geld, das ich bei Meisel verdient habe, auch gut anzulegen.

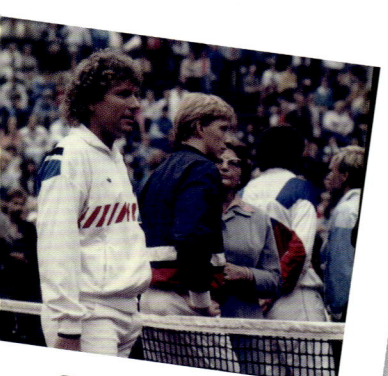

Tennis-Showkampf mit Boris Becker - mit im Bild mein Manager Meisel

So kam Vater auf die Idee in Nordhorn eine Sporthalle zu bauen mit Tennis, Kegeln und Squash. Er hatte von diesen Hallen in Münster und anderen Uni-Städten gehört. Schließlich war es die Zeit von Steffi Graf und Boris Becker, die in Deutschland einen Tennisboom auslösten und so war auch unsere Halle sehr erfolgreich.

Zusammen mit meiner Familie haben wir die von 1980 bis 1995 betrieben. Meine Schwester hat mit ihrem Mann die Bewirtung geleitet. Im Jahr 1995 haben wir die Halle verkauft, weil meine Schwester nicht mehr konnte, sie war wirklich ausgepowert. Gastronomie ist und bleibt ein unglaublich stressiger Beruf.

Im Nachhinein hat sich herausgestellt, dass wir zu einer guten Zeit verkauft haben. Die Zeit von Tennis und Squash sollte bald vorbei sein.

So bin ich endgültig in Berlin gelandet und lebe heute, mit 63 Jahren, mit meiner Frau immer noch dort. Sicher hätte mich meine Mutter immer noch lieber als Anwalt in Nordhorn oder Richter in Münster gesehen. Aber meine Eltern haben mich nicht von meiner Karriere abgehalten. Als mein Vater mich damals, bei meinen ersten Besuch nach Berlin zum Vorsingen begleitet hat, war das sicher ein pädagogischer Schachzug. Er war damals der Meinung, dass mir die großen Verleger schon den Kopf zurechtrücken würden und ich danach geheilt von den hochfliegenden Träumen nachhause kommen würde.

Berlin war ihr letzter Versuch mich davon abzubringen… dann waren meine Eltern irgendwann so weit, dass sie stolz auf mich waren. Danach hat mein Vater mir beigebracht auf mein Geld aufzupassen und solide zu bleiben. Er hat mich beraten bei Immobiliengeschäften und wie vorher schon berichtet haben wir gemeinsam mit der Familie die Tennishalle betrieben. So verging die Zeit.

Ich war meist in Berlin und habe meine Familie in meiner Heimatstadt in Nordhorn gesund und munter gewähnt. So habe ich vollkommen übersehen, dass mein Vater zunehmend sonderbarer wurde.

Als meine Frau Ute und ich 1987 geheiratet haben, ist es mir während der feierlichen Hochzeit zum ersten Mal auf-

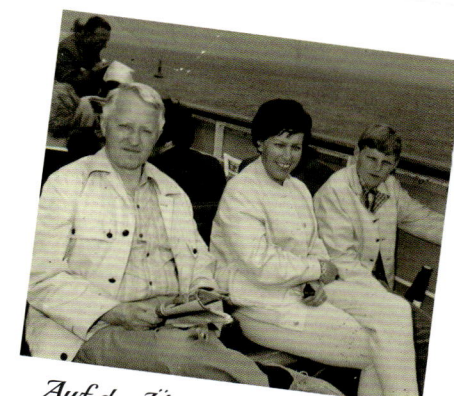

Auf der Überfahrt nach Juist

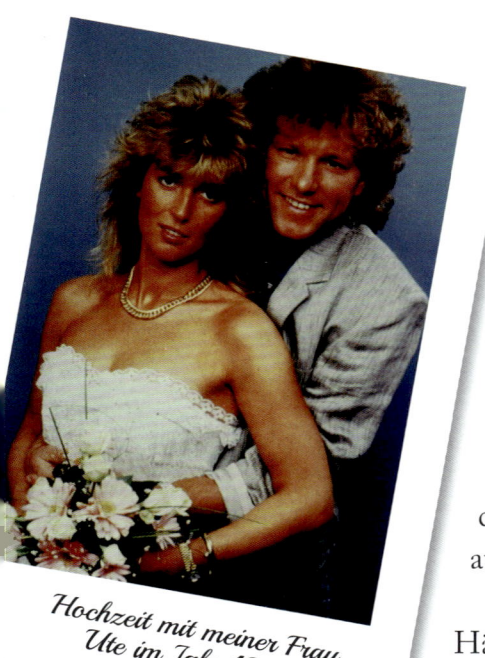

Hochzeit mit meiner Frau Ute im Jahr 1987

gefallen, dass Vater tüdelig war. Am Abend unserer Hochzeit war er schon sehr merkwürdig. Ich konnte damit nichts anfangen und war verunsichert. Eines Tages hat mich meine Schwester angerufen und mich darauf aufmerksam gemacht, dass er mehr und mehr seltsam wurde. Er hat das Zittern bekommen und wurde auf Parkinson behandelt.

Hätten wir damals schon gewußt, dass er Demenz hatte, hätten wir viele seiner sonderbaren Verhaltensweisen verstanden. Doch damals hatten wenige Menschen eine Ahnung von Alzheimer und Demenz. Sogar die Fachleute, wie Ärzte und Pfleger waren oftmals ahnungslos, obwohl Alfred Alzheimer bereits 1906 diese verhängnisvolle Krankheit entdeckt hat.

Wenn ich ehrlich bin, muss ich sagen, ich war in Berlin zu weit weg und hatte gebührend Abstand zu den Vorgängen in meinem Elternhaus. Meine Schwester hat mich öfter angerufen und mir ihr Leid geklagt, doch ich habe dies nicht wirklich ernst genommen.

Für mich war mein Vater mit Abstand betrachtet einfach nur tüdelig.

Ich erinnere mich an einen gemeinsamen Abend mit meinem Vater, bei einer der wenigen Gelegenheiten, die ich in meiner

Heimatstadt verbrachte. Wir waren zusammen in der Sauna und haben gequatscht. Das war wirklich sehr nett. Ich habe meinen Vater damals als sehr milde erlebt. So kannte ich ihn nicht. Ich habe diese Milde auf das Alter geschoben und die sonderbaren „Einlagen" habe ich mit meinem Lieblingswort „Tüdelig" umschrieben.

Wenn ich in Berlin war und wir Kontakt per Telefon hatten, habe ich meist mit der Mutter telefoniert. Wenn mein Vater mal am Apparat war, hat er mir gleich nach den ersten Worten die Mutter gegeben. Heute weiß ich, dass er nichts Falsches sagen wollte.

Dann kam es zu einer Begegnung mit ihm, in dem Heim wo er zu der Zeit schon untergebracht war. Es war ein Schock für mich, der mein Leben veränderte, als ich sah, was aus diesem bisher so starken Mann geworden war.

Er war in einem Stift untergebracht und wurde zunehmend aggressiv. Er wurde angebunden. Schon das war ein Schock, als ich ihn das erste Mal so sah. Ich habe ihn damals nicht oft besucht, weil ich viel unterwegs war. Umso größer saß dieser Schock.

Dann war ich dabei, als er meine Mutter nicht mehr erkannte. Das hat mich sehr schwer getroffen. Mein Vater war immer der Macher, er hat sein Leben lang gebaut. Das konnte nicht sein, das durfte nicht sein.

Am 27. Juni 1990 kam die Nachricht von seinem Tod.

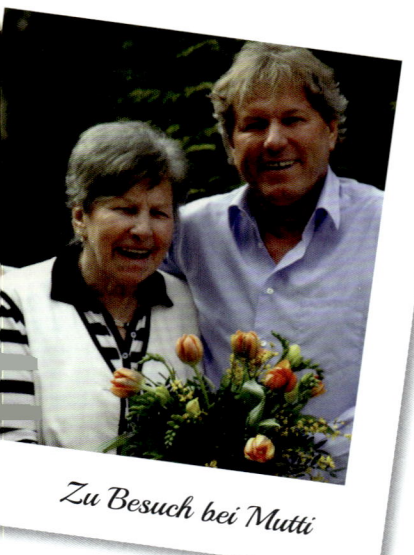

Zu Besuch bei Mutti

Meine Mutter wird nun 91 Jahre alt. Sie ist topfit und ist gut drauf. Sie hat mehrere Krankheiten überstanden. Eine Herzklappenoperation und einen Darmkrebs. Sie ist auch im Stift und fühlt sich dort wohl. Sie trauert immer noch dem Familienhaus nach und den damit verbundenen Erinnerungen. Andererseits lebt meine Schwester immer noch in Nordhorn und meine Mutter ist eingebunden in ihre Familie. Meine Mutter hat lange gebraucht zu trauern. Sie hat nie mehr versucht einen neuen Partner zu haben. Sie war sehr gut mit meinem Vater verheiratet und so sollte es bleiben.

Mein Fazit:
Du kannst deinem Schicksal nicht entrinnen und kannst im Alter auch nicht alleine bleiben. Man geht zum Kind zurück!

Heute weiß ich – Mein Vater war sehr stolz auf mich. Das hat er nicht wirklich gesagt. Er fand toll, dass ich erfolgreich war mit etwas, was er aber nie verstehen konnte. Meine Mutter hat mir später erzählt, dass er heimlich Autogrammkarten eingepackt hat und den Menschen welche zugesteckt hat, wenn sie diese wollten. Ich bin meinen Eltern ewig dankbar, dass sie nie versucht haben mich von meinem Weg abzubringen UND ich bin ihnen dankbar für Ihre Liebe und Fürsorge. Sie haben mich gelehrt einen geraden Weg zu gehen. Das hat mir im Showbusiness sehr geholfen, dem ich seit 44 Jahren die Treue halte.

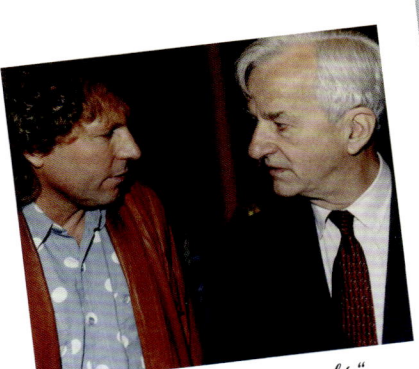

*Bei einem „Auftritt gegen rechts"
vor einer Politikerdelegation in Bonn.
Danach im Gespräch mit Bundespräsident
Richard von Weizäcker*

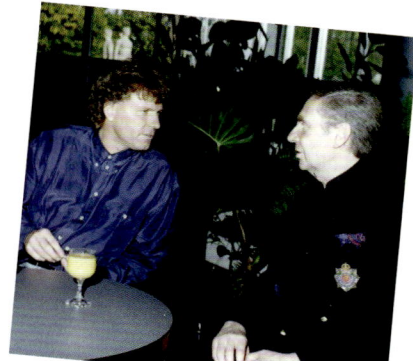

*Im Gespräch mit Harald Juhnke
im Schlagermagazin*

Für mich gehören Musik und Menschen zusammen. Alle Menschen mögen Musik, ganz egal, welche Richtung.

Ich lebe für die Musik und kann mit meiner Musik vielen Menschen eine Freude bereiten.
Vor allem Menschen mit Demenz können sich durch Musik erinnern. Deshalb möchte ich im Gedenken an meinen Vater dazu beitragen, dass möglichst viele demenziell Erkrankte mit Musik in Berührung kommen und damit ein Stück Lebensfreude erhalten."

Allmählich beginnt Bernhard auf die Uhr zu schauen und ich merke, dass es Zeit wird unser Gespräch zu beenden. Bernhard beginnt in die Rolle des Profis, des Sängers, des Stars zu schlüpfen. Es sind noch 3 Stunden bis zum Beginn des Konzerts. Er zieht sich zurück und ich habe Zeit, unser Gespräch Revue passieren zu lassen.

Nach den ersten Schreibarbeiten mache auch ich mich auf, um rechtzeitig in der Alten Werft in Papenburg zu sein, in dem Bernhard heute Abend innerhalb des Programms „Immer wieder Sonntags" von Stefan Mross zusammen mit Mary Rose und Lena Valaitis auftritt.

Ich bin gespannt auf das Programm, das Publikum, die Stimmung.

Angekommen im Forum Alte Werft bin ich erst einmal sehr erstaunt. Mit meinen 58 Jahren gehöre ich eindeutig zu den jüngsten Besuchern, ich bin sozusagen das Küken. 80 % der Besucher sind zwischen 60 und 80 Jahren alt und blühen während des gesamten Konzerts auf. Ich bin begeistert und berührt. Innerhalb einer kurzen Eröffnungsspanne schaffen es Stefan Mross, aber auch die anderen Sänger, in einen engen Kontakt und Austausch mit den Besuchern zu gehen. Mary Rose stimmt ein Lied an und schon fällt das Publikum ein und singt begeistert mit. Bei Bernhards Auftritt springt seine Kraft, seine Bühnenpräsenz auf das Publikum über. Die Luft ist Energiegeladen, alle singen laut mit und bewegen sich im Rhythmus der Musik.

Wieder einmal bin ich verblüfft, wie intensiv die Menschen mit der Musik leben und sie erleben. Sie kennen alle Texte rauf und runter. Sie schunkeln, sie winken, sie singen und summen. Ich kann es in den Gesichtern lesen, was dieser Abend für die Zuhörer bedeutet und freue mich, dass ich ein Teil dieser Zuschauergruppe sein darf und den Zauber der Musik, der Schlager selbst erleben kann, zum einen am eigenen Leib, zum anderen durch das, was ich sehe und höre.

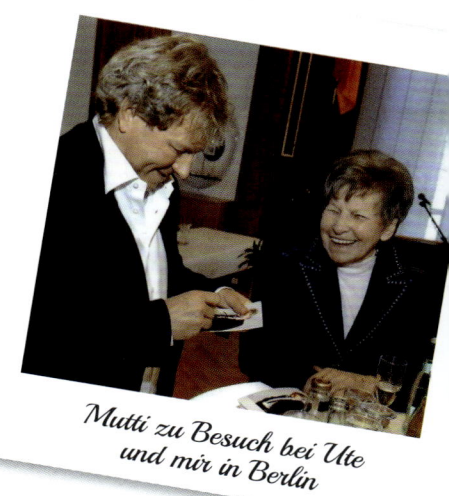

Mutti zu Besuch bei Ute und mir in Berlin

Ich beschließe, die heutigen Seniorinnen und Senioren mit dem Titel „Generation Hitparade" zu versehen. Ja, sie haben sie alle erlebt die Hitparade von Dieter Thomas Heck und leben seither mit den Hits aus dieser Zeit.

Ich freue mich, dass auch ich schon am Rande zu dieser Generation Hitparade gehöre und vor allem freue ich mich, dass ich Bernhard Brink gewinnen konnte seinem Publikum und allen Interessierten einen Blick hinter die Kulissen der Hitparade zu geben.

MUSIK IST LEBEN – MUSIK IST ERLEBEN

EVA-MARIA POPP

Töne gehören zu den ersten Eindrücken, die ein Kind schon als Ungeborenes aufnimmt. Ab der 17. Woche nimmt das Baby die Geräusche seiner Umgebung wahr. Es hört alles. was im Körper der Mutter vorgeht. Ab diesem Zeitpunkt nimmt der Fötus den regelmäßigen Herzschlag der Mutter wahr und hat somit einen permanenten rhythmischen Begleiter bis zur Geburt.

Das ist der Grund, warum alle Menschen auf Musik reagieren, auf den Beat des Lebens und uns die Musik in einen emotionalen Urzustand zurückversetzen kann. Im Mutterleib war die Welt noch in Ordnung. Dieses Grundgefühl von „Okay" ist seit dieser Zeit unmittelbar mit dem regelmäßigen Herzschlag der Mutter verbunden und wird sozusagen im Rhythmus der Herzschlagtöne als erste Form von Musik konserviert.

Ab der 19. Woche hört das Baby auch die Geräusche außerhalb des Körpers der Mutter. Das heißt, dass sich die Sinneseindrücke über das Ohr in Form von Tönen für das Kind allmählich steigern. Das Ungeborene hört den Herzschlag der Mutter und das Rauschen des Blutes. Aber auch die Außenwelt dringt in die Erlebenswelt des Babys vor. Ein Hund bellt, die Mutter spricht oder hört Musik.

Das sind die ersten Erinnerungen eines Kindes und der erste Schritt in ein Gedächtnis.

Das Hören hat etwas mit Zugehörigkeit zu tun. Über die ersten Töne wird das Kind zugehörig zu seiner Welt, in die es hineingeboren wird. Es muss doch einen Sinn haben, dass Mütter in allen Kulturen ihren Babys etwas vorsingen. Kinderlieder sind die Basis jeder Kultur. Auch das Sprichwort „Mit jemanden im Einklang sein" deutet darauf hin, wie wichtig Töne und Musik für Menschen sind.

Das macht sich die Musiktherapie zunutze und hat folgende Grundaussagen:

Musik produziert Mitgefühl in Gedanken. Es ist die Akzeptanz des anderen. Die Musik ist der Ursprung der Gefühle.

DAS URVERTRAUEN AUS DEM MUTTERLEIB IST IN FORM VON MUSIK UND RHYTHMUS IM URGEDÄCHTNIS WIE IN EINER KONSERVE GESPEICHERT. DAS HÖREN VON MUSIK KANN DIESE KONSERVE ÖFFNEN UND DAS URVERTRAUEN KANN EMOTIONAL ABGERUFEN WERDEN. MUSIK WIRKT AUF ALLEN EBENEN DES GEHIRNS UND HAT EINEN DIREKTEN ZUGANG ZU UNSEREN EMOTIONEN.

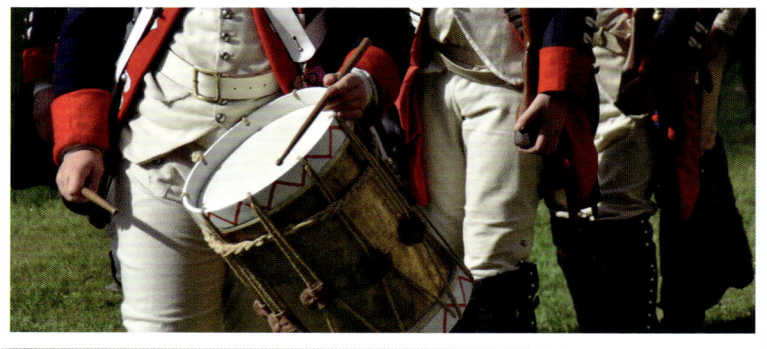

MUSIK ALS BEGLEITER DER MENSCHHEIT

Außerdem ist Musik unmittelbar an die Menschheitsgeschichte gebunden.

Musik begleitet nicht nur die Entwicklung eines einzelnen
Menschen von seinem fetalen Stadium bis zu seinem Tod.
Auch die gesamte Menschheitsgeschichte ist gekoppelt an
Musik. Jede Kultur seit Menschengedenken war musikalisch.
Bereits seit dem 9. Jahrhundert kennen die Menschen Musik
als Therapieform.

Die Musik wird immer wieder für politische Zwecke der
Machtausübung genutzt. So wurde die Marschmusik über
viele Jahrhunderte dazu benutzt, die vielen Soldaten in den
Gleichschritt zu versetzen. Der einzelne verliert an Bedeutung und geht in der Masse auf.

Im 20. Jahrhundert hat man damit begonnen die Moral der
Truppe in den Kriegen durch die Musik zu heben. Bekannte
Sänger gaben Konzerte in den Kasernen und an der Front
und haben damit den Soldaten die Lebensgeister geweckt.

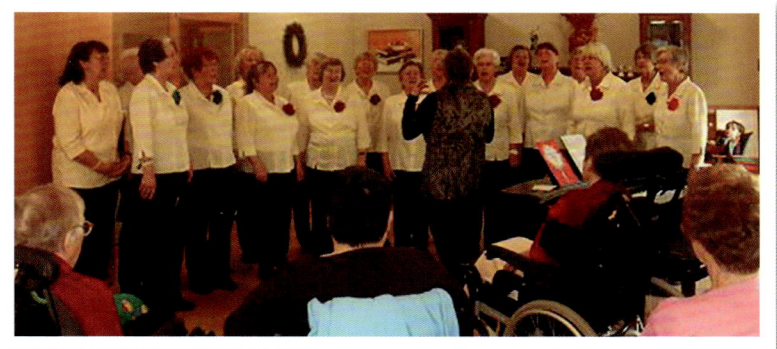

MUSIK FÜR MENSCHEN MIT DEMENZ

Für Menschen mit Demenz bedeutet die Musik wieder mit der eigenen Persönlichkeit in Kontakt zu kommen. Durch die Musik und das Erinnern wird der demenziell Erkrankte wieder ein Individuum. Er erhält durch die Musik die Eigenschaften zurück, um die ihn die Demenz beraubt. Die Musik ermöglicht dem Menschen mit Demenz den Zugang zu seinen Erinnerungen und öffnet ihm ein Fenster zurück zu seiner Persönlichkeit.

Jede Minute, in der sich ein Mensch erinnern kann und darf ist ein Geschenk.

Deshalb ist es unsere Pflicht als pflegende Angehörige oder professionelles Pflegepersonal mit Musik zu arbeiten und zu experimentieren.

Es bringt den Menschen, die uns anvertraut sind ein großes Stück Lebensqualität zurück.

VERSTEHEN – BEGREIFEN – ERINNERN

SENIORENARBEIT IM KONTEXT MIT DER GESCHICHTE

EIN ÜBERBLICK ÜBER DIE GESCHICHTE DES 20. JAHRHUNDERTS

Das Verständnis für die historischen Zusammenhänge des gesamten vergangenen Jahrhunderts und die Zeit davor lässt uns nachvollziehen, wie unsere Vorfahren und die heute noch lebenden Senioren gelebt haben, was ihre Welt bestimmte und vor allem, welche Inhalte von dieser „alten Welt" über Erziehung, Werte und Tradition noch heute in ihnen präsent sind.

Dazu ist es notwendig einen historischen Überblick zu haben und Ereignisse zu kennen, die es uns möglich machen als pflegender Angehöriger oder auch als professionelles Pflegepersonal manche Eigenart und vor allem Reaktionen unserer Senioren zu verstehen.

Wir bekommen mit diesem Rückblick ein tiefes Verständnis für die damalige Gefühls- und Erlebniswelt der heutigen Senioren und wie wir zu dieser heute Zugang bekommen. Das wiederum ist der Schlüssel für gemeinsame Aktivitäten und sinnvolle Angebote, die das heutige Leben der Senioren, ihren wohlverdienten Lebensabend lebenswert machen. Der Musik kommt dabei ein sehr großer Stellenwert zu.

Sie ist der „Türöffner" zum Gedächtnis, ja, sogar zur Seele. Da viele Senioren gerade in der Kriegs- und Nachkriegszeit teilweise schlimme Traumata erlebt haben, über die niemals gesprochen wurde, kann es über das gemeinsame Erinnern und Sprechen zu einem großen Befreiungsschlag kommen.

Ganz nach dem Motto: Es ist nie zu spät – sollten Betreuungspersonen bereit sein für die Erinnerungen und Gespräche.

Darum stellt es unter Umständen einen ganz neuen Ansatz der Betreuungskultur dar, dass sich die professionelle Altenpflege immer im geschichtlichen Kontext mit den einzelnen Senioren bewegt.

Wir, die Personen, die pflegen und betreuen erhalten dabei ein tiefes Verständnis für den Senior, aber auch für uns selbst, denn auch wir sind ein Produkt unserer individuellen Vergangenheit, aber auch der Historie unseres Landes.

Außerdem ist es an der Zeit, vor unseren Vorfahren den Hut zu ziehen und ihnen den nötigen Respekt zu zollen.

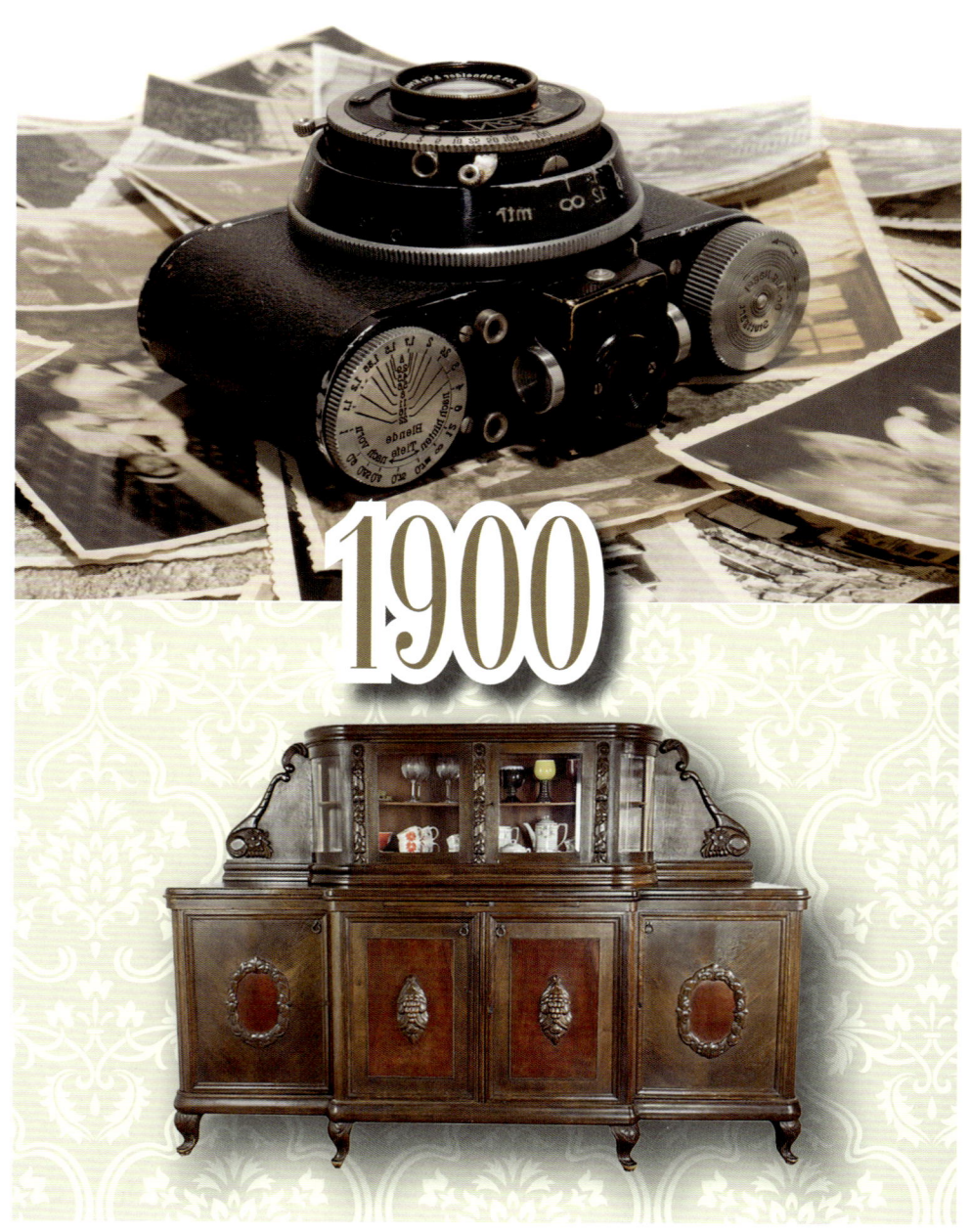

1900

1900-1918

Das Jahrhundert ist noch jung – Europa wird beherrscht von Monarchien. Während in Deutschland der junge Kaiser Wilhelm II. mit eisernem Besen kehrte, lenkte der greise Franz Joseph I. die Geschicke Österreichs mit weiser Güte, nichts desto trotz sehr altmodisch und reaktionär.

In Russland wurde durch die erste Revolution die Aristokratie erschüttert. Zar Nikolaus II. (Nikolaj Alexandrowitsch) verlor dabei sein Leben. Queen Viktoria von England, die Großmutter des deutschen Kaisers, hauchte 1901 ihr Leben aus.

Das Leben der Menschen ist geprägt von einer großen Polarität zwischen Reich und Arm. Die Aristokratie bestimmt noch immer im Wesentlichen die Geschicke des Staates und somit der einzelnen Menschen. So war es das eiserne Prinzip von Kaiser Franz-Joseph von Österreich, einem „Bürgerlichen" nicht die Hand zu geben. Die aufkeimende Arbeiterbewegung kämpfte noch schwer, Frauen spielten eine untergeordnete Rolle.

Doch auch in aristokratischen Kreisen gab es liberale Stimmen. So war der österreichische Thronfolger, Franz-Ferdinand, in einer nicht standesgemäßen Liebesehe mit Gräfin Sophie Maria Josephine Albina Chotek von Chotkova und Wognin (ab 1900 Herzogin von Hohenberg genannt) verheiratet. Er brannte darauf, das steife spanische Hofzeremoniell, das seine geliebte Ehefrau vom Hofe ausschloss, nach seiner Inthronisation aufzulösen. Politisch stand er für die Selbstbestimmung der Völker – ein für den Vielvölkerstaat der K und K Monarchie Österreich-Ungarn aussichtsloses Unterfangen. Ebenso konnte er die Liberalisierung der Doppelmonarchie nicht mehr verwirklichen.

Er starb buchstäblich an seinen eigenen Idealen: Gegen die Empfehlungen seiner Berater unternahm er seinen legendären Staatsbesuch in Sarajewo. Sein Vertrauen in die Völker, denen er helfen wollte, wurde schmählich missbraucht. Er starb durch die Gewehrkugel des Attentäters Gavrilo Princip und mit ihm seine Frau.

Als einziges Mitglied des Wiener Kaiserhauses schlug er dem Hofzeremoniell auch nach dem Tod noch ein Schnippchen und ließ sich mit seiner treuen Gattin im Familienschloss Artstetten, vor den Toren Wiens, begraben. Schließlich hätte seine morganatische Ehefrau aus Standesdünkel nicht in der Kapuzinergruft, der Grabeskirche des Österreichischen Herrscherhauses, begraben werden dürfen.

Das Paar hinterließ drei Kinder, die später während des Dritten Reiches das schwere Schicksal eines Aufenthaltes im Konzentrationslager erleiden mussten.

Neben dem persönlichen Schicksal der Familie Franz-Ferdinands nahmen nun auch die Geschicke Europas eine vollkommen andere Wendung. Die Schüsse von Sarajewo läuteten das Finale der bedeutendsten Europäischen Monarchien ein. Zu Beginn des bevorstehenden Krieges, im Jahre 1914, vereinte dieser unselige Kriegsgedanke noch die Menschen über die Standesgrenzen hinweg.

Alle Parteien Deutschlands gaben dem Krieg ihren Segen. Die Menschen auf der Straße jubelten den marschierenden Soldaten zu. Auch die jüdische Bevölkerung war ausnahmslos an den Waffen willkommen und so kämpften die jüdischen Männer an der Front, woraus die Menschen eine fatale Wendung des Antisemitismus ableiteten, was während der Schreckensherrschaft des deutschen Reiches 20 Jahre später zu schicksalhaften Fehlentscheidungen deutscher Juden führen sollte.

Doch zurück zum 1. Weltkrieg und seinen Kampfhandlungen: Dieser Krieg wurde mit einem technischen Fortschritt begonnen, der sehr schnell in bis dahin unvorstellbare, grauenhafte Dimensionen mündete. Durch das Maschinengewehr, Langstreckengeschütze, Fesselballone und später Flugzeuge, aber auch durch den verheerenden Einsatz von Giftgas, war eine Kriegsmaschinerie entstanden, die Menschenleben in ungeahntem Ausmaß vernichtete. Im Stellungskrieg von Verdun fielen 1916 allein 700.000 deutsche und französische Soldaten.

Die anfängliche Begeisterung schlug im Laufe der Kriegsjahre um. Es begannen sich erste Widerstände zu regen. Je länger der Krieg und seine verheerenden Auswirkungen, wie die Trauer um die Gefallenen, Hungersnot und alle damit verbundenen Entbehrungen dauerte, umso schneller wuchs dieser Widerstand.

Neben der jüdischen Bevölkerung waren auch die Frauen plötzlich notwendig und spielten bei der Versorgungslage und in den Fabriken eine wesentliche Rolle.

Während des Kriegstreibens kämpften die Frauen weiterhin für ihre Rechte. Nachdem die Frauentage von den Behörden verboten worden waren – ein erster internationaler Frauentag fand am 19. März 1911 statt - waren es gerade die Kriegswirren und politischen Unruhen, welche den Frauen auf ihrem Weg der Emanzipation behilflich waren.

Die Frauen fanden offene Ohren bei den Arbeiter- und Soldatenräten, welche sich ab 1918 überall formierten. Am 30. November 1918 mit der „Verordnung über die Wahlen zur verfassungsgebenden deutschen Nationalversammlung" (Reichswahlgesetz) erreichten die deutschen Frauen das aktive und das passive Wahlrecht.

Im selben Jahr -1918- begann die große Revolution mit dem Aufstand der Matrosen, geführt von ihren Rädelsführern Lothar Popp und Karl Artelt. Die Monarchien von Deutschland, Österreich und Russland begannen zu wanken, ein altes System wurde zu Grabe getragen, eine neue Zeit begann.

Die Vorherrschaft der Europäischen Monarchien war durch den ersten Weltkrieg (1914 bis 1918) weltweit beendet.

Nach langen Kämpfen zwischen den verschiedenen politischen Richtungen, die teilweise dramatisch geführt wurden und nochmals viele Todesopfer kosteten, konnte sich die demokratische Gesinnung langsam durchsetzen und machte ihre ersten Gehversuche. Die Weimarer Republik war geboren und bei der Wahl am 19. Januar 1919 durften zum ersten Mal Frauen in Deutschland wählen. Das Wahlrecht war im Art. 109 Abs. 2 der Weimarer Verfassung vom 11. August 1919 verankert: „Männer und Frauen haben grundsätzlich dieselben Rechte und Pflichten".

Der deutsche Kaiser Wilhelm II. dankt ab und geht ins Exil nach Holland, wo er auf Schloss Doorn seinen Lebensabend verbringt und 1932 stirbt.

Der greise Kaiser Franz Josef von Österreich ist schon während des 1. Weltkrieges im Jahr 1916 gestorben und hat seinen wackeligen Thron an seinen Neffen und Nachfolger Kaiser Karl übergeben. Dieser musste Wien 1920 zusammen mit seiner Frau Kaiserin Zita und den Kindern verlassen und verstarb am 1. April 1922 auf der Insel Madeira im Exil. Der Rest des Großreiches Österreich-Ungarn ist heute die Republik Republik Österreich und im Vergleich zur damaligen Größe ein Zwergenstaat.

Die beliebtesten Musiktitel
1900-1918

1904	O sole mio	Enrico Caruso Sänger
1905	Die Lustige Witwe Operette	Franz Lehar Komponist
1905	Schenk mir doch ein kleines bisschen Liebe aus „Frau Luna"	Paul Lincke Komponist
1905	Salome Oper	Richard Strauss Komponist
1908	Im Prater blühn wieder die Bäume aus „Die lustigen Weiber"	Robert Stolz Komponist
1908	Ob Blond, ob braun, ich liebe alle Fraun aus „Die lustigen Weiber"	Robert Stolz Komponist
1909	Brüderlein fein aus „Der Bauer als Millionär" (Volkstück)	Leo Fall Komponist
1909	Elektra Oper	Richard Strauss Komponist
1915	Farewell Daddy	Ma Rainey Sängerin „Mutter des Blues"
1912	Der liebe Augustin aus „Der Bauer als Millionär" (Volkstück)	Loe Fall Komponist

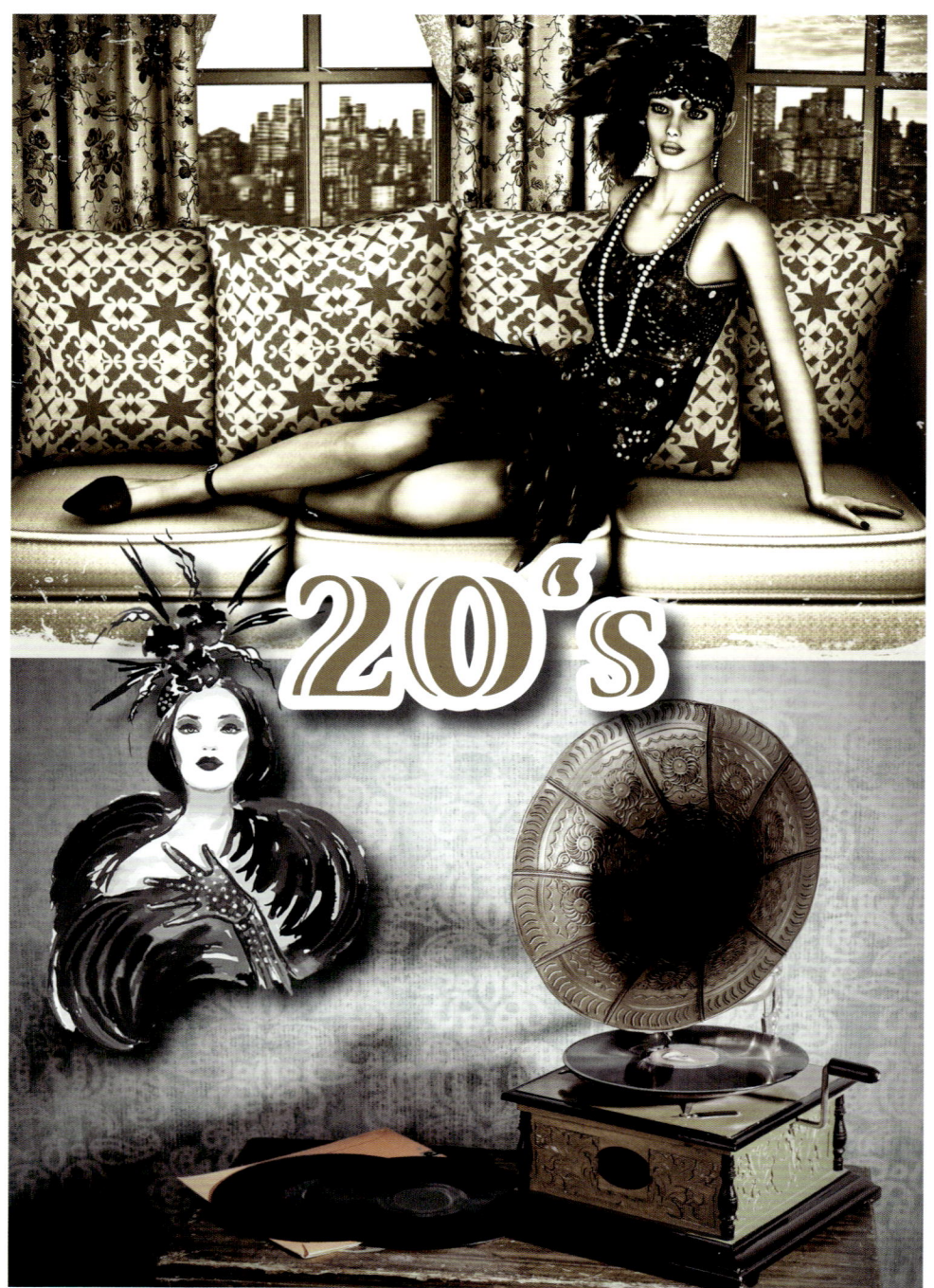

20's

1918-1930

Durch die Finanzierung der Kriegslasten aus dem verlorenen 1. Weltkrieg, aber auch durch Reparationszahlungen in Folge des Versailler Vertrages (Im Schloss Versailles vor den Toren Paris wurden die Friedensverträge geschlossen, die für Deutschland als Verlierer bittere Folgen haben sollten) verlor die Rentenmark rapide an Wert und die Inflation erreichte 1923 ihren Höhepunkt.

Für einen US Dollar wurden damals 4,2 Billionen Rentenmark gerechnet. Als 1924 die Reichsmark eingeführt wurde, gingen praktisch alle Spargelder verloren und nur wer Sachwerte hatte, konnte aufbauen. Große Teile des Mittelstandes verarmten. Diese Umstände führten dazu, dass die Weimarer Republik ständig durch radikale Parteien des linken und rechten Flügels bedroht war.

Im Gegensatz dazu waren die Goldenen 20er als Synonym für die so lange unterdrückte Lebenslust und Lebensfreude ein Ausdruck der veränderten Lebensverhältnisse – der neureiche „Kriegsgewinnler" ließ sich nun chauffieren von „Herrn Fürst" oder von „Herrn Graf". Die Röcke und Haare der Frauen wurden kürzer, das „Korsett" wurde gesprengt.

Die Intellektuellen, lange verpönt und ehemals von den Geheimdiensten überwacht, ließen nun ihrer Kreativität freien Lauf und bestimmten das Leben in den Großstädten.

Schriftsteller wie Oskar Maria Graf und Heinrich Mann spiegelten dieses Lebensgefühl in ihren Werken wieder. Die Malerei unterstützte das neue Lebensgefühl durch farbenfrohe expressionistische Werke.

Das Ende des ersten Weltkrieges ist zehn Jahre her. Wir befinden uns ziemlich genau in der Mitte zwischen zwei Weltkatastrophen, denn bis zum Beginn des nächsten Weltkrieges dauert es elf Jahre. Noch sind aber die Auswirkungen des 1. Weltkrieges deutlich zu spüren.

Deutschland verlor durch den Versailler Vertrag ca. 70.000 km² Land mit 7,3 Millionen Bewohnern, außerdem alle Kolonien in Afrika und der Südsee. Zudem mussten Reparationsforderungen in Höhe von 132 Milliarden Goldmark bezahlt werden.

Eine zunehmende weitere Verarmung der arbeitenden Klasse und die große Arbeitslosigkeit legten einen fruchtbaren Nährboden für den aufkeimenden Nationalsozialismus. Es dauerte jedoch noch einige Jahre, bis diese Saat aufging.

Die Vereinigten Staaten von Nordamerika förderten in den zwanziger Jahren den Aufbau nach dem Weltkrieg mit viel Kapital und Warenlieferungen in ganz Europa. Die Folge hiervon war eine lang anhaltende Hochkonjunktur in den USA. Allmählich begannen die Vereinigten Staaten auf der Weltbühne eine wichtige Rolle zu spielen. Viel Geld wurde in die Aktienmärkte an der Wallstreet gepumpt. Auch der

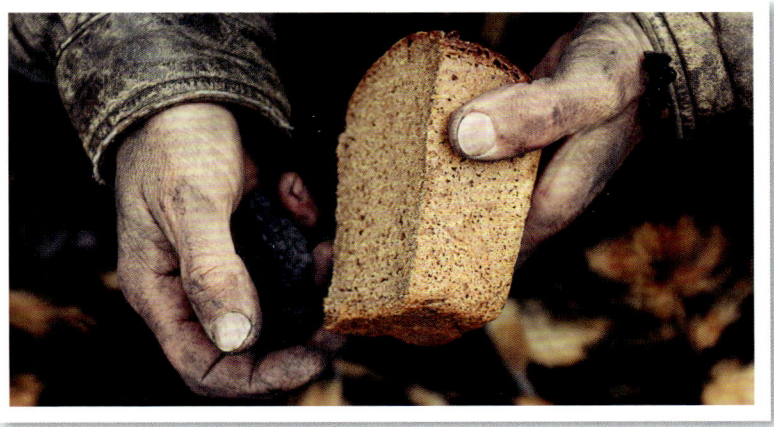

kleine Mann begann zu spekulieren, denn die großen Gewinne verlockten zu sehr. Die meisten dieser Aktienkäufe
waren kreditfinanziert, so genügten relativ geringe Kursrück-
gänge, um die Liquidität und somit die Rückzahlungen zu
gefährden. Dramatische Kursstürze waren die Folge dieser
Überschätzung der Wirtschaftskraft seit 1922 in den USA.
Aus Angst vor weiteren Verlusten wurden am 23. Oktober
1929 an der New Yorker Börse 6,5 Millionen Aktien verkauft.
Nun sanken die Aktienwerte schlagartig ab. Dies führte zu
einer großen Panik und zu einem totalen Zusammenbruch
der Börse am ´schwarzen Freitag´ (25. Oktober 1929). Ganz
New York glich einem Tollhaus, Menschen stürzten sich aus
den Fenstern, Existenzen waren ruiniert.

Die wirtschaftlichen Verflechtungen waren zu jener Zeit
nicht mehr auf ein Land beschränkt, sondern bereits interna-
tional. Somit schwappte die „Pleitewelle" schnell nach Europa und auch besonders nach Deutschland über.

Die beliebtesten Musiktitel
1920-1929

1922	Berliner Luft aus „Frau Luna"	Paul Lincke Komponist
1922	Mavra Oper	Igor Stravinsky Komponist
1923	Ausgerechnet Bananen	Deutscher Text von Fritz Löhner-Beda
1924	Rhapsody in Blue	Georg Gershwin Komponist
1925	Das Land des Lächelns Operette	Franz Lehar Komponist
1925	Dein ist mein ganzes Herz	Richard Tauber Sänger
1926	Die kleinen Mädchen im Triokot aus „Die Zirkusprinzessin"	Emmerich Kálmán Komponist
1928	Ein Amerikaner in Paris	Georg Gershwin Komponist
1929	Ich küsse Ihre Hand Madame	Ralph Erwin Komponist
1929	Ich bin von Kopf bis Fuß auf Liebe eingestellt	Marlene Dietrich Sängerin

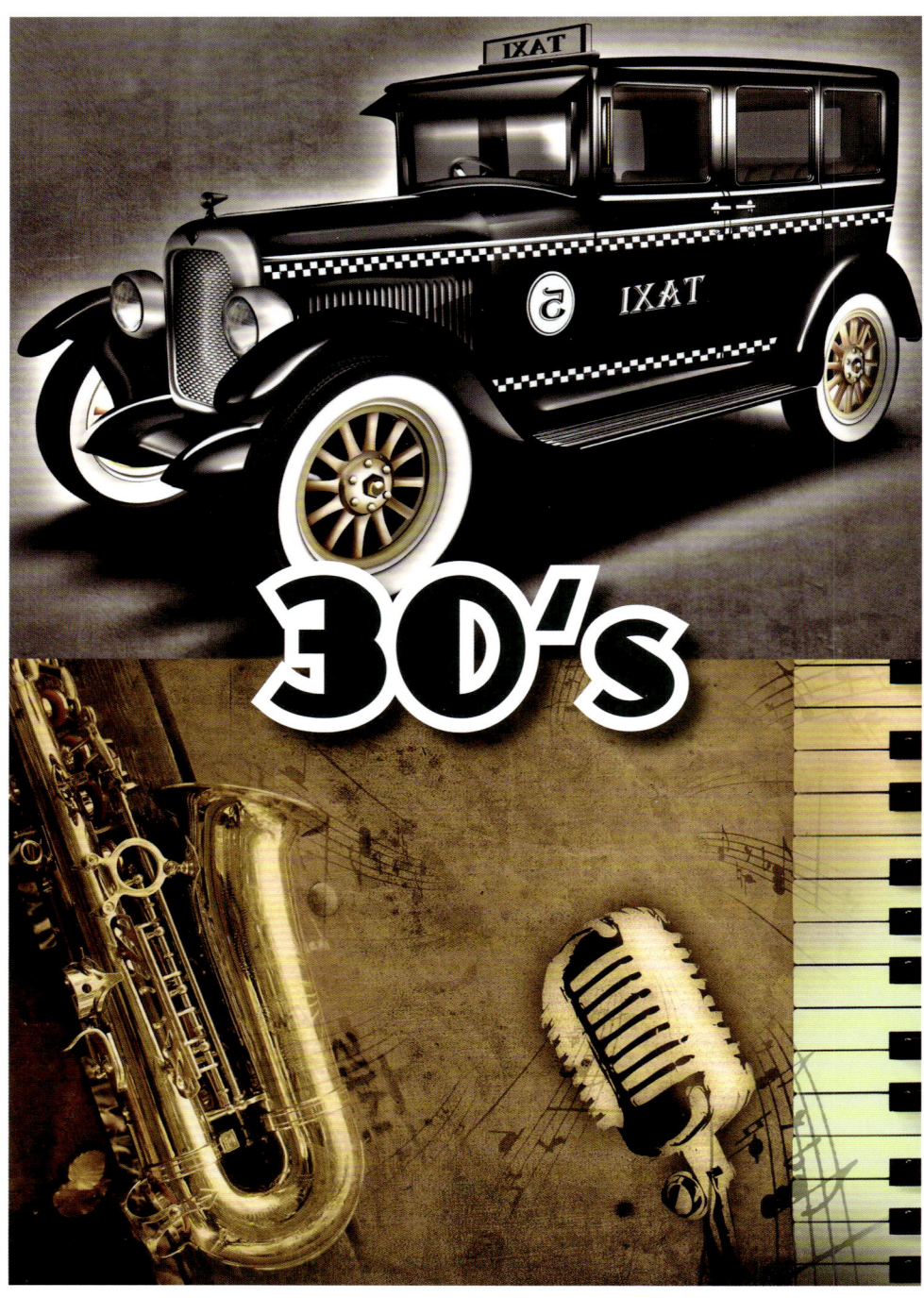

1930-1940

Eine Beschleunigung der Massenarbeitslosigkeit in Deutschland war die Folge. Paul von Hindenburg lenkte zu dieser Zeit als Reichspräsident die Geschicke Deutschlands. Greise und senil, konnte er der zunehmenden Gefahr durch den beginnenden Nationalsozialismus nichts entgegensetzen. Im Gegenteil: er ernannte am 30. Januar 1933 Adolf Hitler (seit 1932 Deutscher Staatsbürger) zum Reichskanzler und Chef der so genannten „Nationalen Regierung". Am 2. August 1934, nach Hindenburgs Tod, ernennt Hitler sich selbst zum Führer und Reichskanzler des Deutschen Volkes. Seinen Rückhalt beim Volk nimmt er sich aus dem Ergebnis der Wahlen 1933, aus denen die NSDAP (die Nationalsozialistische Deutsche Arbeiterpartei) als stärkste Partei hervorging. Die strukturellen Bedingungen und Mentalitäten zur Zeit des Kaiserreichs und der Weimarer Republik begünstigten die Anfälligkeit für radikale Ideologien in Deutschland. Die deutsche Gesellschaft zur Kaiserzeit und in der Weimarer Republik lässt sich als „preußisch-konservative" Gesellschaft beschreiben. Nach außen stellte sich ein Bild der Industrie, der rationalen Wissenschaft, eines ausgebauten Bürokratie- und Rechtssystems dar. Dies förderte eine liberale Wirtschaft unter der Ägide des Großkapitals.

Nach innen zeigte sich ein konservatives, starres Gesellschaftsbild: Junker und Beamtentum fungierten als Träger von Autoritarismus, Formalismus und Statusdenken. Der

Einfluss der Junker, der herrschenden Klasse während des Kaiserreiches, wurde zwar in der Weimarer Republik zurückgedrängt, allerdings war dieser Prozess nicht gründlich genug, um die soziale Identität zu zerstören, vor allem, da sie mit anderen konservativen Elementen der Sozialstruktur so nahe verbunden war.

Auch in der Familienstruktur zeigte sich das konservative Denken. Die Tendenz ging dahin, dass Ehemänner und Väter Autorität und Vorrechte beanspruchten und von den Frauen Unterwürfigkeit und Abhängigkeit erwarteten. Die deutschen Frauen galten als Hausfrauen, wobei Hausfrau als sozialer Typ verstanden wurde. Bezeichnend für die deutsche Familienstruktur war auch, dass der formale Status stärker im Vordergrund stand. Die Frau nahm nach der Heirat automatisch den Status des Mannes an, z.B. Frau Doktor. Im Vergleich mit den USA war die Emanzipation der Rollenmuster in Deutschland viel weniger fortgeschritten. Das Auseinanderfallen von innen und außen führte zu zahlreichen Problemen. Es kam zu katastrophalen Zuständen, ausgelöst durch Industrialisierung, Urbanisierung, kulturellen, politischen und religiösen Wandel. Dieser Wandel führte zu einer weit verbreiteten Unsicherheit bei einem großen Teil der Gesellschaft - nicht nur im wirtschaftlichen, sondern auch im psychologischen Sinne.

Diese Unsicherheit und pathologische Angst der Gesellschaft nutzten die Nationalsozialisten, indem sie tief wurzelnde Gefühle der deutschen Romantik (Weltflucht, Heldentum) für ihre Ideologie fruchtbar machten und einen Ausweg aus dieser „unwirtlichen Welt" propagierten. „Wir – die Deutschen – sind wer!"

In einem Zustand unerträglicher Anomie war es die radikale Ideologie der Nationalsozialisten, die eine unwiderstehliche Anziehungskraft auf breite Schichten der deutschen Gesellschaft ausübte. Zum Programm dieser Ideologie gehörte allerdings auch, dass alles „Fortschrittliche" bekämpft werden musste. Dazu zählten für die Nationalsozialisten die Bolschewisten, die Juden, Intellektuelle und die Frauenemanzipation. Die hart erkämpften Errungenschaften der Frauen wurden revidiert.

Nach der nationalsozialistischen Machtergreifung wurden die bestehenden Frauenorganisationen aufgelöst und jede politische und parlamentarische Betätigung der Frauen verboten. An die Stelle der alten Frauenvereine traten nationalsozialistische Frauenorganisationen (NS-Frauenschaft, Frauenwerk, Bund deutscher Mädel), in denen im Laufe der dreißiger Jahre etwa ein Drittel der weiblichen Bevölkerung zusammengefasst wurde. Der Frau wurde - wie schon früher in der Geschichte - ausschließlich die Rolle der Mutter und der gehorsamen Helferin zugeschrieben. Die Gleichberechtigung der Frau wurde von den Nationalsozialisten abgelehnt und bekämpft.

1934/35 wurde beispielsweise ein Gesetz zur Erwerbseinschränkung verheirateter Frauen erlassen, da sich diese in erster Linie auf die Familie konzentrieren sollten und ihre oberste Pflicht (gemäß den Nationalsozialisten) die Überwachung der „rassischen Reinheit" war.

Das brachte manche Firma in ernste Schwierigkeiten. So ist in einer Festschrift des Karstadtkonzerns zu lesen, dass der Umsatz auf Grund dieses Gesetzes ab 1935 erheblich rückläufig war. Viele Verkäuferinnen mussten ihren Arbeitsplatz in den damaligen Karstadtfilialen in Hamburg und München und damit auch ein Stück Freiheit aufgeben. So wandelte sich die Polarität zwischen Reich und Arm, die noch Anfang des Jahrhunderts eine lebensentscheidende Rolle spielte, allmählich in die Attribute „Jude" oder „Nichtjude", „Parteimitglied" oder „Nicht-Parteimitglied". Große Teile der jüdischen Bevölkerung verließen unter oft dramatischen Umständen ihr Heimatland. Auch und gerade Kinder waren von dieser Entwurzelung betroffen. So floh z. B die kleine Judith Kerr, Tochter des berühmten Theaterkritikers Alfred Kerr, am 6. März 1933 aus Deutschland in letzter Minute mit einem Zug in die Schweiz.

Später erlangte sie Weltruhm mit ihren Erinnerungen an diese Flucht, die sie in ihrem Buch „Als Hitler das rosa Kaninchen stahl" niedergeschrieben hat. Ein anderes Kind, das Hitlerdeutschland Hals über Kopf verlassen musste, war George L. Mosse. Als Erbe der großen Verlegerdynastie Mosse, Berlin, die das „Berliner Tagblatt" herausgab, floh er unter dramatischen Umständen kurz vor Mitternacht am 31. März 1933 in einem Ruderboot über den Bodensee in die neutrale Schweiz. Auch er verarbeitete diese Erlebnisse in seiner Biographie „Aus großem Hause". Er schreibt: „Einer der Termine, die mich betrafen, war der 31. März 1933. Am 1. April traten weitergehende antijüdische Rechtsvorschriften in Kraft. Die „Arisierung" jüdischer Firmen nahm von diesem Tag an offiziell ihren Lauf, und in einigen deutschen Ländern mussten alle Juden zu diesem Zeitpunkt ihre Reisepässe bei der Polizei abliefern. Das bedeutete, dass ich bis Mitternacht des 31. März Zeit hatte, um aus Deutschland zu verschwinden."

Die jüdische Intelligenz, die trotz allem im Land blieb, wurde von ihren Positionen im öffentlichen Leben entfernt. Viele von ihnen starben in den Konzentrationslagern einen qualvollen und grausamen Tod. Diejenigen, die fliehen konnten landeten in Amerika oder auch in Südamerika und hatten mit großen Eingewöhnungsschwierigkeiten zu kämpfen. Darunter waren auch viele berühmte Komponisten und Sänger.

„Gute Deutsche" übernahmen die Stellen dieser unglücklichen Vertriebenen in Wissenschaft und Forschung, Theatern und Krankenhäusern. Die Forschung an den Universitäten erhielt neue Prioritäten. Alle Energien wurden in kriegsbestimmende Innovationen gesteckt. Dies führte dazu, dass z. B. der Bau des Zeppelins mit Hochdruck vorangetrieben wurde. Deshalb stellte es einen großen Schock für die Deutsche Luftfahrt dar, als der bis dahin größte Zeppelin „Hindenburg" 1937 in New Jersey brennend abstürzte. 1938 veröffentlichen die Wissenschaftler Otto Hahn und Friedrich Strassmann das entscheidende Arbeitsergebnis, das in der Folge zur Entwicklung der Atombombe führte.

Ein weiteres Augenmerk galt der Propaganda, die nach den neuesten Erkenntnissen der modernen Kommunikationspsychologie sehr strategisch geführt wurde. So gaben z. B. die gewaltigen Großkundgebungen, wie die jährlichen Reichsparteitage in Nürnberg, den Menschen ein Bild vor, das den unteren Bevölkerungsschichten umso mehr gefallen hatte, weil ein sozialer Aufstieg und Arbeit für alle durch die Aufrüstung unübersehbar war. Hitler selbst war ein rhetorisches Naturtalent, mit allen bekannten verheerenden Folgen.

Die Männer erlitten als Soldaten an den Fronten unermessliches Leid, Härte und Gewalt. Viele von ihnen überlebten den Krieg nicht. Andere wiederum waren lange nach Kriegsende noch als Kriegsgefangene in Russland. Die letzten russischen Kriegsgefangenen kehrten 1956 heim, 11 Jahre nach Ende des Krieges. Die Frauen, Kinder und Senioren, die den Krieg zu Hause erlebten mussten den Bombenkrieg über sich ergehen lassen und viele andere Gräueltaten erleben. Egal ob unsere heutigen Senioren den Krieg als Soldaten oder leidgeprüfte Zivilbevölkerung erlebten: sie waren und sind alle traumatisiert. Diese Erlebnisse vergisst man NIE! So ist es kein Wunder, dass viele Senioren, die den Krieg erlebt haben an Silvester größte Schwierigkeiten haben das Silvesterfeuerwerk zu ertragen. Die Böller erinnern sie mehr an die Erlebnisse des 2. Weltkrieges als an einen guten Start ins neue Jahr. Die Bevölkerung war während der Zeit des Dritten Reiches sehr gespalten. Hitler und sein Regime duldeten keine Andersdenkenden und keinen Widerspruch.

1936 fand in Berlin die Olympiade statt. Dieses weltweit beachtete Großereignis wurde so geschickt inszeniert, dass die ausländischen Großmächte beeindruckt und vorerst beruhigt waren. Die gezielte Propagandaführung ging so weit, dass es 1939, als der 2. Weltkrieg begann, in deutschen Haushalten bereits 10 Millionen Rundfunkempfänger gab. Die arbeitende Bevölkerung wurde mit dem Programm „Kraft durch Freude - KdF" begeistert.

Für viele Deutsche war dies die erste Gelegenheit, eine große Ferienreise zu unternehmen. Ein eigenes Kreuzfahrtschiff und bequeme Eisenbahnzüge zeigten den Menschen einen Hauch der großen, weiten Welt.

Der Boden für den kommenden Krieg war sowohl in der Bevölkerung, als auch in der Logistik bereitet. Am 12. März 1938 meldete der Rundfunk in einer Sondermeldung, von schneidiger Marschmusik umrahmt, dass die Deutsche Wehrmacht in Österreich einmarschiert sei. Das war der erste Schritt zum großen Krieg.

Die Saat ging allmählich auf: die Bevölkerung war von Adolf Hitler und seiner NSDAP begeistert.

Hitlers Macht war ungebremst. Eine aggressive Außenpolitik führte zur Annexion Österreichs (1938) und der Sudetengebiete (Reichsprotektorat Böhmen und Mähren 1939) und damit in die größte Katastrophe des 20. Jahrhunderts – den 2. Weltkrieg.

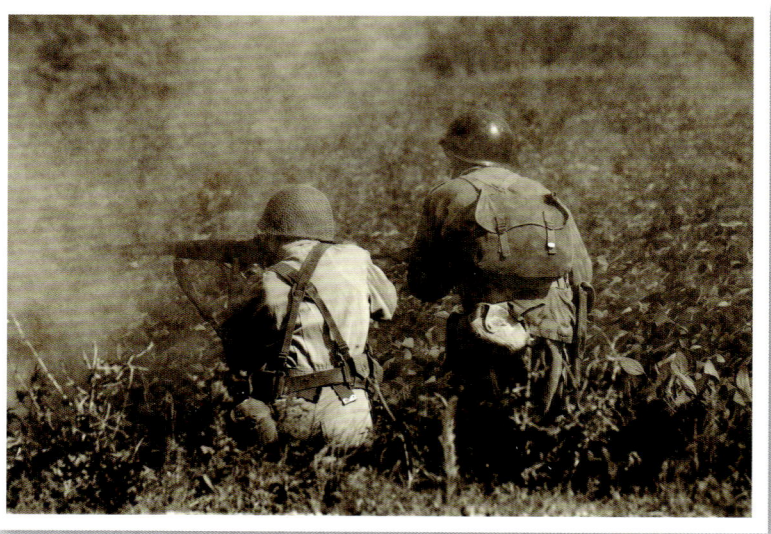

Zum zweiten Mal in diesem Jahrhundert nahm das Un-
glück, für einen Großteil der Bevölkerung Europas bis hin
zur ganzen Welt, seinen Lauf. Der 2. Weltkrieg begann in der
Danziger Bucht und breitete sich wie ein Großbrand von Polen über England und Frankreich, die Niederlande, Belgien,
Norwegen und Dänemark aus.

Die beliebtesten Musiktitel
1930-1939

1930	Wochenend und Sonnenschein	Comedian Harmonists
1931	Das ist die Liebe der Matrosen	Comedian Harmonists
1932	Mein kleiner grüner Kaktus	Comedian Harmonists
1933	An der Donau, wenn der Wein blüht	Willy Fritsch
1934	Gitarren spielt auf	Comedian Harmonists
1935	Rumba Tambah	Die Lecuona Cuban Boys
1936	Ich wollt' ich wär ein Huhn	Die Goldene Sieben
1937	Truxa-Fox	Adalbert Lutter and his Orchestra
1938	Spatzenkonzert	Barnabas von Geczy
1939	Traffic Jam	Artie Show and his Orchestra

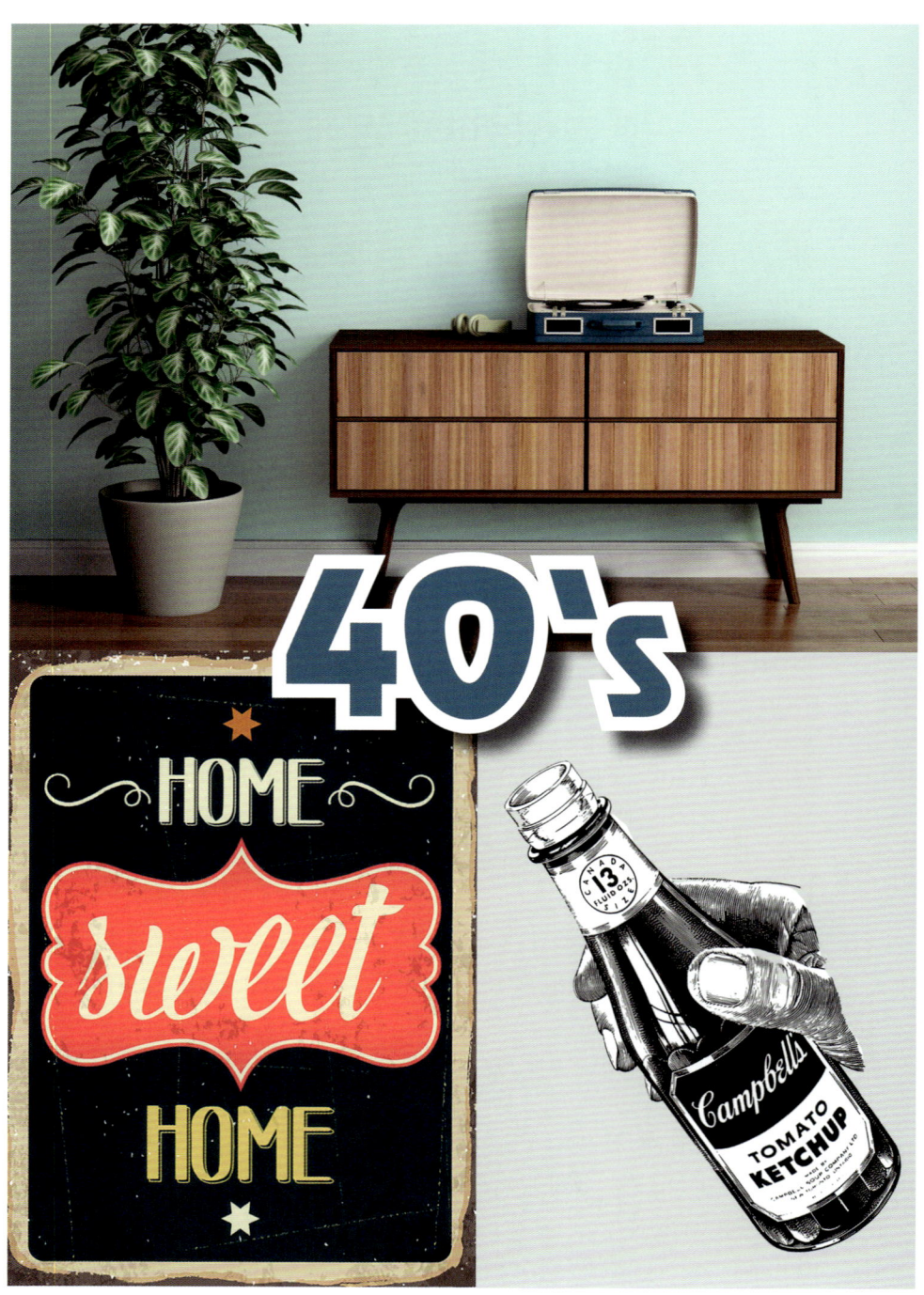

40's

HOME
sweet
HOME

Campbell's
TOMATO
KETCHUP

1940-1945

In diesem Jahr beherrschte das Großdeutsche Reich Zentraleuropa vom Nordkap bis zur spanischen Grenze. Italien stellte sich zu diesem Zeitpunkt an die Seite der Deutschen Wehrmacht, buchstäblich gegen den Rest der Welt. Dies war auch der verhängnisvolle Zeitpunkt, an dem der große Luft- und Seekrieg mit tausenden von Bomben und Torpedos begann. 1941 erweiterte man das Kriegsgebiet um Afrika. Der legendäre Feldmarschall Rommel führte sein Afrikakorps, zur Unterstützung italienischer Kriegshandlungen, nach Tripolis. Auch Rumänien trat zur selben Zeit dem Drei-Mächte-Pakt bei und griff, im Verbund mit Deutschland und Italien, im April 1941 Jugoslawien und Griechenland an. Deutsche Fallschirm- und Gebirgsjäger eroberten Kreta, der Balkanfeldzug war scheinbar zu Ende.

Die Deutsche „Erfolgswelle" schien ungebrochen. Die Großmannssucht, die mit Kaiser Wilhelm II. Ende des letzten Jahrhunderts begonnen hatte, fand ihre Fortsetzung. Die Bevölkerung war begeistert, nur wenige – wie der 1. Hitler-Attentäter Georg Elser oder die Mitglieder der Weißen Rose – durchblickten die Zusammenhänge und begehrten auf.

Am 22. Juni 1941 überfiel die Deutsche Wehrmacht die Sowjetunion. Mehr als drei Millionen Deutsche Soldaten, die Verbündeten Rumänien, Ungarn, Italien, die Slowakei und die „blaue Division" aus Spanien rückten im Süden bis zur

Halbinsel Krim am Schwarzen Meer vor. In der Mitte erreichten sie bereits Kiew und im Norden kamen sie neunzig Kilometer nordwestlich vor Moskau zum Stehen. Der Winter 1941/42 war einer der kältesten seit Jahren – er stellte die Wende im Kriegsgeschehen dar. Jeder der beteiligten Soldaten bekam einen Orden verliehen, der bei den Landsern als „Gefrierfleisch-Orden" bezeichnet wurde. Die Wende wurde durch den Verlust der Schlacht um Stalingrad, der mit dem Opfer der Kapitulation von 90.000 Soldaten am 2. Februar 1943 einherging, besiegelt.

Die USA gaben 1940 ihre Neutralität auf und wurden durch das Leih- und Pachtgesetz (Lend-lease-system) zum Arsenal für Großbritannien. Daraufhin überfiel Japan am 7. Dezember 1941 die amerikanische Pazifikflotte in Pearl Harbor (Hawaii). Nun wiederum erklärten Deutschland und Italien am 11. Dezember 1941 den USA den Krieg. Die deutsche U-Boot-Flotte erzielte am Anfang große Erfolge und versenkte 17,9 Millionen Brutto-Registertonnen Schiffsraum. Die Britische Luftwaffe begann im März 1942 mit Flächenbombardements von Deutschen Städten und erhielt dabei zunehmend die Unterstützung der US Airforce. Am 13. Mai 1943 kapitulierten die deutschen und italienischen Truppen in Nordafrika. Damit hatte der Anfang vom Ende begonnen.

Im Juli 1943 landeten britische und amerikanische Truppen auf Sizilien, infolgedessen Mussolini, als wichtigster Verbündeter Hitlers, gestürzt wurde. Auch im Osten begann der Vernichtungs-Gegenschlag: Die deutschen Armeen im Osten warf der Gegner bis an die frühere Grenze Polens zurück. Amerikanische und Britische Bomber zerstörten fast alle deutschen Großstädte. Die eingesetzten Phosphorbomben richteten unter der Zivilbevölkerung ein grauenvolles Elend mit Hunderttausenden von Toten an. Die Endphase nahm ihren Lauf – die Ereignisse überschlugen sich: Am 6. Juni 1944 landeten die Alliierten Truppen in der Normandie, was viele amerikanische Soldaten das Leben kostete. Dies veranlasste Hitler zu immer mehr Starrsinn und unsinnigen Versuchen, das drohende Ende abzuwenden. Sowohl Kinder als auch Greise mussten noch, völlig übereilt und zwecklos, in den Krieg ziehen. Dies war der Anlass für eine Gruppe von Widerstandskämpfern um Graf Stauffenberg, am 20. Juli 1944 durch ein Sprengstoffattentat auf Hitler den Wahnsinn zu beenden. Wie durch ein Wunder misslang das Attentat.

Bis Ende April 1945 kämpften sich die Westalliierten und die Russen in die Mitte Deutschlands vor und trafen am 25. April 1945 in Torgau zusammen - Wien fiel am 13. April 1945 – der Kessel um Berlin schloss sich am 25. April 1945. Hitler zog sich am 30. April 1945 durch Selbstmord aus der Affäre. Die Bevölkerung hatte jedoch das Chaos des Kriegsendes und seiner Folgen auszuhalten. Am 7. Mai 1945 wurde die bedingungslose Kapitulation in Reims unterzeichnet.

Die beliebtesten Musiktitel
1940-1944

1940	Frenesi	Artie Shaw & his Orchestra
1940	Für eine Nacht voller Seligkeit	Rudi Schuricke
1941	Star Dust	Artie Shaw & his Orchestra
1941	So wird's nie wieder sein	Ilse Werner
1942	Das Karussell	Evelyn Künneke
1942	Davon geht die Welt nicht unter	Zarah Leander
1943	You'll never know	Dick Haymes & The Song Spinners
1943	Sing mit mir	Marika Rökk
1944	Don't fence me in	Bing Crosby & The Andrews Sisters
1944	La Paloma	Hans Albers

1945-1950

Der Aufbau beginnt: Der Krieg war zu Ende, Deutschland zerstört. 5,25 Millionen Menschen haben allein in Deutschland ihr Leben gelassen. Das Leiden der Menschen in weiten Teilen Europas jedoch nahm noch lange kein Ende. Ein Flüchtlingsstrom von mehr als 13 Millionen Menschen, die von heute auf morgen aus ihrer Heimat im Osten vertrieben wurden, wälzte sich mitten durch Europa. Sie stammten aus Schlesien, dem Sudetengebiet, dem Banat, der Batschka, Ostpreußen und Pommern und standen buchstäblich von heute auf morgen mit leeren Händen da. Die Flucht machte alle gleich, denn alle Flüchtlinge waren gezwungen, ihr Hab und Gut zurück zu lassen. Diese Menschen suchten Unterkunft, Nahrung, Kleidung und Arbeit.

Die Siegermächte teilten Deutschland in vier Besatzungszonen auf und setzten einen Alliierten Kontrollrat als Militärverwaltung ein. Die Abrechnung mit dem alten Regime fand in Nürnberg während der großen Kriegsverbrecherprozesse statt. Ehemalige Naziführer, aber auch hoch dekorierte Wehrmachtsbefehlshaber saßen auf der Anklagebank. Zwölf von 24 Angeklagten ereilte das Todesurteil, sie wurden am 16. Oktober 1946 durch den Strang hingerichtet.

Die kleinen Leute mussten ein Entnazifizierungsverfahren über sich ergehen lassen. Dazu füllten sie einen Fragebogen mit 131 Fragen aus. So genannte ´Spruchkammern´ nahmen daraufhin eine Einteilung in fünf Kategorien vor. Ein Großteil der Bevölkerung endete als ´Mitläufer´, für diese Glücklichen begann sich das Leben zu normalisieren – soweit dies im zerstörten Deutschland möglich war.

Arbeit gab es im Überfluss, vor allem in den zerbombten und ausgebrannten Städten begann eine gigantische Aufbauarbeit.

Bei aller Trauer und bei allem Entsetzen war diese Zeit jedoch auch die Geburtsstunde der modernen Frauen von heute. Plötzlich war es nicht mehr wichtig, ob ich Mann oder Frau bin – ob es sich schickt oder nicht - alle Frauen mussten ihren Mann stehen. Die Trümmerfrauen von damals haben ganz entscheidend zum Aufbau unserer Städte nach dem zweiten Weltkrieg beigetragen. Als diese Arbeiten abgeschlossen waren, haben sie oftmals nicht mehr in ihre Rolle der „braven Frau" zurückgefunden. Das betraf auch die Frauen, deren Männer die Zeit bis 1956 in russischer Gefangenschaft verbrachten. Jahrelang mussten sie, gerade in Zeiten der Not, das Schicksal ihrer Familien selbst in die Hand nehmen. Als nach zehn Jahren die Männer wieder heimkehrten, fanden sie selbstbewusste, tatkräftige Frauen vor. Das stürzte manche Ehe in eine große Krise. Für die Emanzipation der Frauen war das jedoch eine große Chance. In den ersten Jahren nach dem Krieg blieb das Zuteilungssystem der Lebensmittelmarken erhalten. In dieser Übergangszeit verlor das Geld vollkommen seinen Wert. Ganze Vermögen gingen ihren Besitzern verloren. Es entwickelte sich ein zweiter Markt, der

Schwarzhandel. Wer etwas zu tauschen hatte, war gerettet: die neue Währung hieß Zigaretten. Wohl dem, der ´Ami-Zigaretten´ hatte, damit konnte man fast alles beschaffen – vom Seidenstrumpf, einem absoluten Luxusartikel, bis hin zum gerade auf dem amerikanischen Markt erschienenen Penicillin.

Mit dem Ende des Deutschen Reiches (1871 – 1945) wurde das politische Leben in Deutschland demokratisiert. Die Menschen waren ausgemergelt, aber froh über den Frieden. Aus dieser Stimmung heraus konstituierten sich im Juni 1945 in Berlin die alten großen Volksparteien, die KPD und die SPD. Zwölf lange Jahre hatten Sie nur im Untergrund arbeiten können, aber jetzt, mit Kriegsende, nahmen sie ihre neue Chance zum aktiven Mitgestalten des neuen Staates wahr. Außerdem bildeten sich in den Westzonen die FDP und eine neue christliche, aber überkonfessionelle Volkspartei, die CDU.

Der 20. Juni 1948 ist der Tag der Währungsreform. Die neue „Deutsche Mark" hat ihre Geburtswehen überstanden und wird in Zukunft wesentlich zum Glück und Wohlstand des neuen Staates beitragen. Jeder Bürger erhielt ein Startkapital von 40 DM als so genanntes ´Kopfgeld´. Noch vorhandene Sparguthaben verlieren einen Großteil Ihres Wertes und werden mit 1: 10 umgerechnet.

Erste politische Unruhen zwischen Ost und West werfen die Schatten des kalten Krieges voraus. Die drei Westzonen üben den Schulterschluss, daraufhin verließ der Sowjetdelegierte den Kontrollrat und die legendäre Berlinblockade sollte für lange Zeit das tägliche Leben der Westberliner bestimmen. Diese Blockade wurde durch die Amerikaner durchbrochen, indem sie Berlin, das damals immerhin über 2,5 Millionen Einwohner zählte, über eine Luftbrücke versorgten. Die Berliner Bevölkerung dankte den amerikanischen Versorgungsflugzeugen, meist DC 4, die Tag und Nacht flogen, mit der Verewigung des Begriffs ´Rosinenbomber´.

1948 war von den USA der ´Marshallplan´ aufgelegt worden, ein Hilfsprogramm zum Wiederaufbau Europas (ERP), durch das allein nach Deutschland 3,3 Milliarden US Dollar geflossen sind.

Am 23. Mai 1949 wird das Grundgesetz verkündet und die Bundesrepublik Deutschland entsteht unter dem Bundeskanzler Dr. Konrad Adenauer. Das neu gewählte Parlament entscheidet sich mit 33 Stimmen Mehrheit für die Bundeshauptstadt Bonn als Regierungssitz. Bonn soll die Nachfolge von Weimar antreten – ein barockes Tintenfass aus dieser Stadt dient als einziger Schmuck bei der schlichten Zeremonie der Verkündung des Grundgesetztes. Der amerikanische Plan, in Deutschland wieder eine Demokratie zu installieren, ist voll aufgegangen. Achtzig Prozent der deutschen Bevölkerung wählten bei den ersten Wahlen demokratische Parteien. Konrad Adenauer ernennt Prof. Ludwig Erhard zum Wirtschaftsminister. Der Mann mit der dicken Zigarre gilt noch heute als Vater der Sozialen Marktwirtschaft und legte den Grundstein für das deutsche Wirtschaftswunder.

Auch die Frauen konnten nach 1945 an die demokratische Entwicklung der Weimarer Zeit anknüpfen. Das aktive und passive Wahlrecht war nun kein Streitpunkt mehr. Es ging jetzt darum, die Forderung nach Gleichberechtigung in der neuen Verfassung zu verankern. In der Verfassung von 1949 heißt es eindeutig: „Männer und Frauen sind gleichberechtigt". Dies verdanken wir vor allem dem mutigen Kampf der Sozialdemokratinnen Elisabeth Selbert und Frieda Nadig, die trotz der Empörung der Abgeordneten aus allen Fraktionen beharrlich blieben.

Erst 1946 erhielten nun auch die französischen Frauen, die Belgierinnen und die Italienerinnen ihre vollen Bürgerrechte. Deutschland hat den Krieg verloren. Nach Kriegsende herrschte noch absolute Not. Das Leben wurde bestimmt von Hunger und Mangel. Mangel an Lebensmitteln, Mangel an intakten Wohnraum, Mangel an warmer Bekleidung in einem kalten Winter, Mangel an ALLEM. Der Schwarzmarkt blühte und dessen Marktgesetze wurden erst ausgehebelt mit dem Start der Währungsreform am 08. Mai 1948.

Zumindest in der BRD waren die Schaufenster der Läden wie von Zauberhand gefüllt und es war alles zu haben, was das Herz begehrte. Damit kam auch die Lebenslust zurück und viele junge Leute vergaßen die Mühen des schweren Alltags bei einem Kinobesuch oder einer abendlichen Tanzveranstaltung.

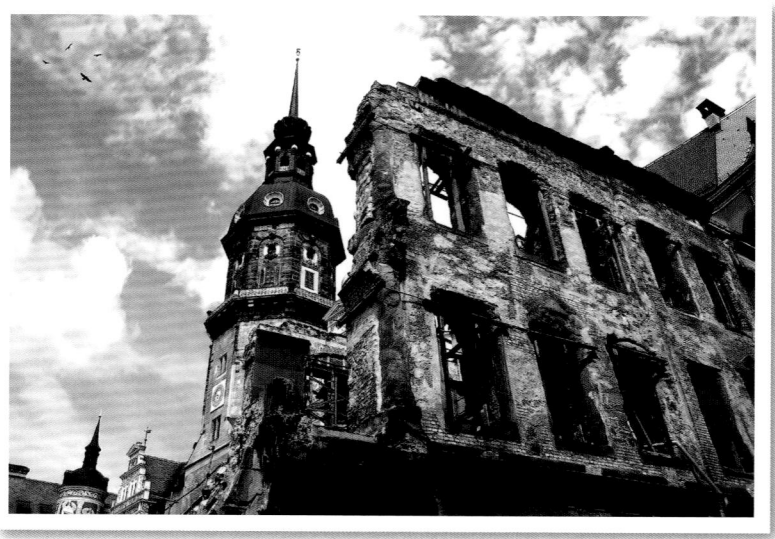

Rudi Schurike ließ die Caprifischer beim Sonnenuntergang erklingen: „Wenn bei Capri die rote Sonne im Meer versinkt ... bella, bella, bella Ami, vergiss`mich nie." Mancher erste Kuss wurde bei dieser bezaubernden Melodie mehr oder weniger verschämt auf die Wange des Mädchens im Arm gehaucht und verliebt tanzten die jungen Leute zum Rhythmus der Musik. Wunderschöne Gefühle, Schmetterlinge im Bauch, das Gefühl von Liebe und Nähe ... All das ist für viele damals junge Menschen mit den Caprifischern verbunden.

Die beliebtesten Musiktitel
1945-1949

1945	Sentimental Journey	Les Brown & his Orchestra
1945	Lili Marleen	Marlen Dietrich
1946	The Gypsy	Ink Spots
1946	Wochenend und Sonnenschein	Hans Bardeleben & Cherokees
1947	Räuberballade	Bully Buhlan
1947	Mariandl	Maria Andergast und Hans Lang
1948	Skandal Im Harem	Comedian Quartett
1948	Der Theodor im Fußballtor	Theo Lingen
1949	Der Dritte Mann	Anton Karas
1949	Tausendmal möcht' ich dich küssen	Johannes Heesters

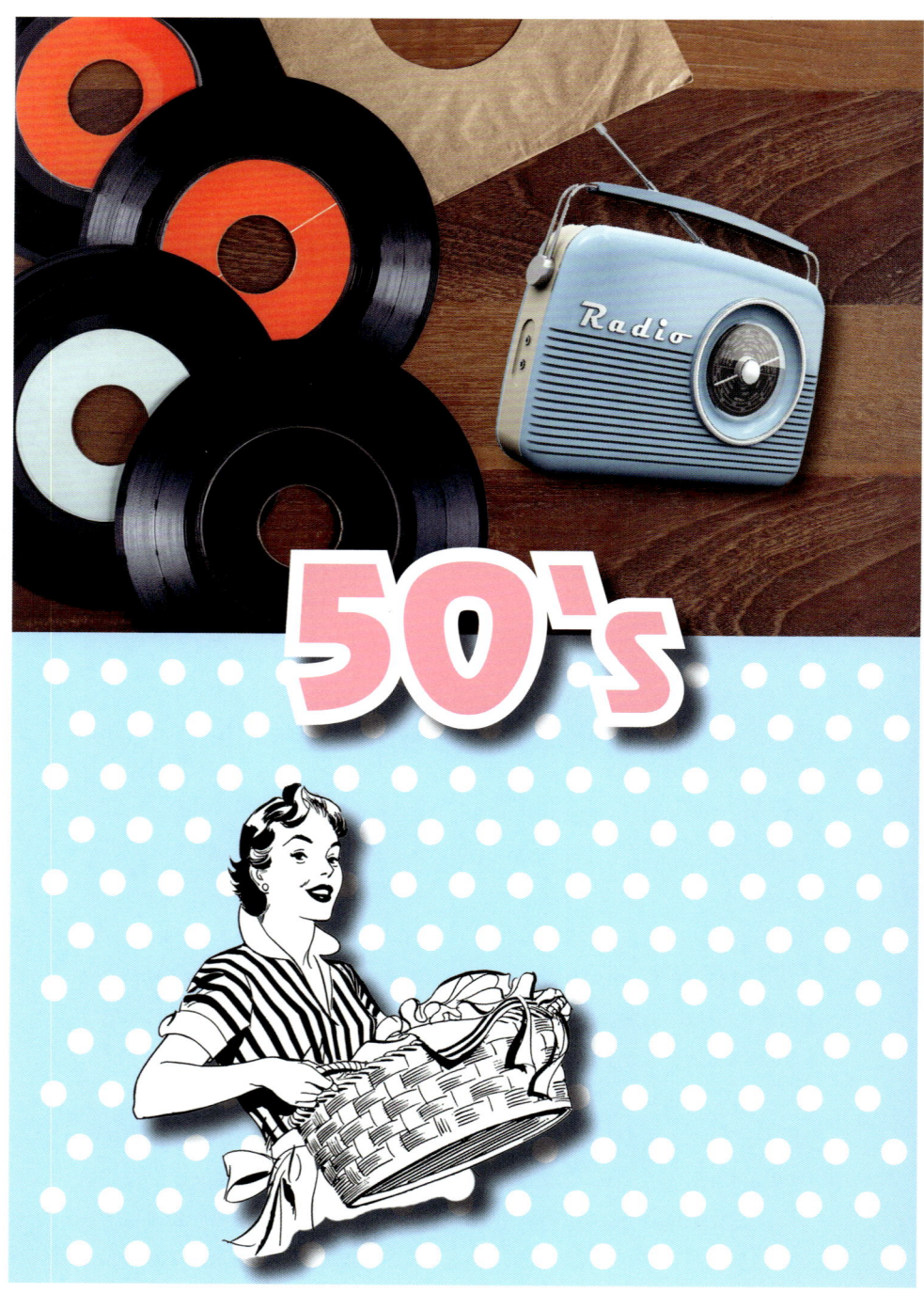

1950-1960

Europa wurde nicht durch offene Kriege geplagt, sondern durch die Verhärtung der Fronten hinter und vor dem eisernen Vorhang. Am 5. März 1953 stirbt Stalin. Indirekt führt dies am 17. Juni 1953 zum Volksaufstand in Berlin. Ihm folgt der Ungarische Aufstand im Oktober/November 1956.

Die Jugend in der Bundesrepublik, also in Westdeutschland, findet Gefallen an vielen Neuheiten, die aus Amerika herüberkommen. Der Kaugummi beginnt seinen Siegeszug durch die westliche Welt. Er machte „cool" und bestimmte das Lebensgefühl. Die Mädchen trugen Petticoats und Ringelsocken - die Jungen enge Hosen und Schuhe mit Kreppsohlen. Auch in der Musik veränderte sich die Welt grundlegend. Walzer und Zwiefacher hatten ausgedient, jetzt gaben Jitterbug und kurz darauf Boogie Woogie und Rock´n Roll den Takt an.

Als erster brachte Bill Haley den Rock'n Roll mit seinen Comets groß heraus, prägte die Schellackplatten und eroberte die Jugend. Wie immer zeigte sich die Jugend anpassungsfähig und lernbereit – die Entbehrungen des Krieges traten schnell in den Hintergrund, aus ehemaligen Feinden wurden Vorbilder und Freunde. So füllte Peter Kraus als deutscher Elvis Presley, der als großer Stern am amerikanischen und deutschen Musikhimmel aufgetaucht war, die Tanzsäle.

Die Jazzmusik von so großen Musikern wie Louis Armstrong, Benny Goodman, Glenn Miller, Lionel Hampton,

Oscar Petersen und Ella Fitzgerald begeisterte die deutsche Jugend schnell. Parallel dazu etablierte sich auch eine erste deutsche „Schlagerwelle", die sich zunächst am aufkeimenden Fernweh der Bundesbürger orientierte. Wenn Rudi Schurike seine Caprifischer auf´s Meer hinausfahren ließ, wie vorher beschrieben, blieb kein Auge trocken. Sollte hier der Grundstock für die spätere große Reisenation Deutschland gelegt werden? War das Reisen zu Beginn der 50er Jahre nur den Reichen und Schönen vorbehalten, so verbrachte schon zum Ende des Jahrzehnts Otto-Normal-Verbraucher seinen Hochzeitsurlaub im schönen Italien. So wurden Träume wahr! Die Zeit des deutschen Wirtschaftswunders begann.

Bald packte Cornelia Froboess ihre Badehose ein und brachte manch junges Mädchen zum Träumen von der großen Karriere beim Film. War doch das deutsche Kino zunehmend Freizeitspaß Nr. 1. Erste Skandale bereicherten die neu entstandene Regenbogenpresse. Hildegard Knef zeigte sich 1951 in dem Film „Die Sünderin" für Bruchteile von Sekunden splitterfasernackt. In der Wochenschau versetzte die Traumhochzeit des persischen Schahs Reza Pahlavi mit der deutschstämmigen Soraya das Publikum in Verzückung. Deutschland hatte wieder eine Kaiserin! Mit ihrer Art, sich zu kleiden, prägte sie den Stil der damaligen Mode. In den 60er Jahren veränderten sich dann der Stil und damit der Geschmack des Modepublikums grundlegend – Brigitte Bardot, aber auch Jackie Kennedy setzten neue Maßstäbe. Für die Textilbranche begann die Zeit des Modediktats – ein wesentlicher Motor des Wirtschaftswunders.

Auch die Lust am Essen bestimmte wesentlich das Wachstum des Bruttosozialprodukts. Man achtete damals nicht auf die Menge, ganz im Gegenteil, der Nachholbedarf war groß, schließlich konnte man sich wieder etwas leisten.

Ein Automechaniker verdiente 1953 in der Stunde 1,- DM. Ein neuer VW Käfer kostete in der Standard-Ausführung 3.600,- DM. Viel Geld für damals, trotzdem rollte bereits 1955 der millionste Käfer vom Band. Eine Zeit der Gegensätze: die einen hatten sich bereits in und mit der sozialen Marktwirtschaft etabliert – für die anderen war erst jetzt, 1955, der Krieg nach langer Gefangenschaft zu Ende. Was hier manch einfacher Lanzer aus den Weiten der russischen Steppe und der damit verbundenen Kälte und den Entbehrungen mit nach Hause brachte, sollte noch lange das Bild einer Nation prägen.

Nicht nur in der Politik zeichnet sich eine neue Ära ab. Die Bundesrepublik Deutschland wird 1955 souverän - auch in den privaten Haushalten stehen wir vor einer Revolution: dem Fernsehen!

Das erste Großereignis, das über das neue Medium, natürlich in schwarz/weiß übertragen wurde, war die Krönung von Königin Elisabeth II. von England im Jahre 1953.

All diese Ereignisse, die teilweise in einem sehr raschen Tempo verarbeitet werden mussten, prägen noch heute die Gesellschaft. Sie waren und sind die Bedingungen, von denen das Leben und die Wirtschaft damals wie heute bestimmt werden.

Auch außerhalb Deutschlands drehte sich das wirtschaftliche und politische Karussell wie wild. In Rom wurde am 25. März 1957 die EWG (Europäische Wirtschaftsgemeinschaft) gegründet, die Jahrzehnte später in ein vereinigtes Europa führen sollte. Doch all das befriedigte die Menschen nicht, sie begannen den Weltraum zu erobern. Am 1. Oktober 1957 umkreiste der erste Satellit ´Sputnik´ der Sowjet Union die Erde. Bereits einen Monat später katapultierte man sogar das erste Lebewesen in das All. Diese zweifelhafte Ehre kam einer russischen Mischlingshündin namens ´Laika´ zu.

In Dingolfing baute Hans Glas das Goggomobil und legte somit den Grundstein für die zunächst nur Niederbayerische Autoindustrie, die später ein großer Wirtschaftsfaktor in ganz Deutschland werden sollte. Den bayerischen Motorenwerken in München gelang mit der Konstruktion der legendären Isetta der große Wurf.

Motorroller, Vespa und Goggoroller - bei den Motorrädern ´Horex´ oder NSU−Max: das waren Träume. Borgward baute die ´Isabella´ und Citroen stieß mit ´2 CV´, ´4 CV´ in neue Dimensionen vor und ließ Männerherzen höher schlagen.

Fuhr der deutsche Mann mit der ´Isabella´ vor dem Kino vor, war ihm die Aufmerksamkeit der dort wartenden Damen gewiss. Sehen und gesehen werden und ein Leben in Luxus wie im Magazin bestimmten die Träume des kleinen Mannes. Sie wurden zum wesentlichen Antrieb für Konsum und Kauflust.

Die beliebtesten Musiktitel
1950-1959

1950	La Le Lu	Anneliese Rothenberger und Detlev Lais
1951	Laß doch mal den kleinen Otto ran	Marika Rökk
1952	You belong to me	Jo Stafford
1953	Bella Bimba	Bibi Johns
1954	O Mama, O Mama, O Mamajo	Caterina Valente
1955	Das alte Haus von Rocky Docky	Bruce Low
1956	Heimweh	Freddy Quinn
1957	Cindy Oh Cindy	Margot Eskens
1958	River Kwai March	Mitch Miller
1959	Die Gitarre und das Meer	Freddy Quinn

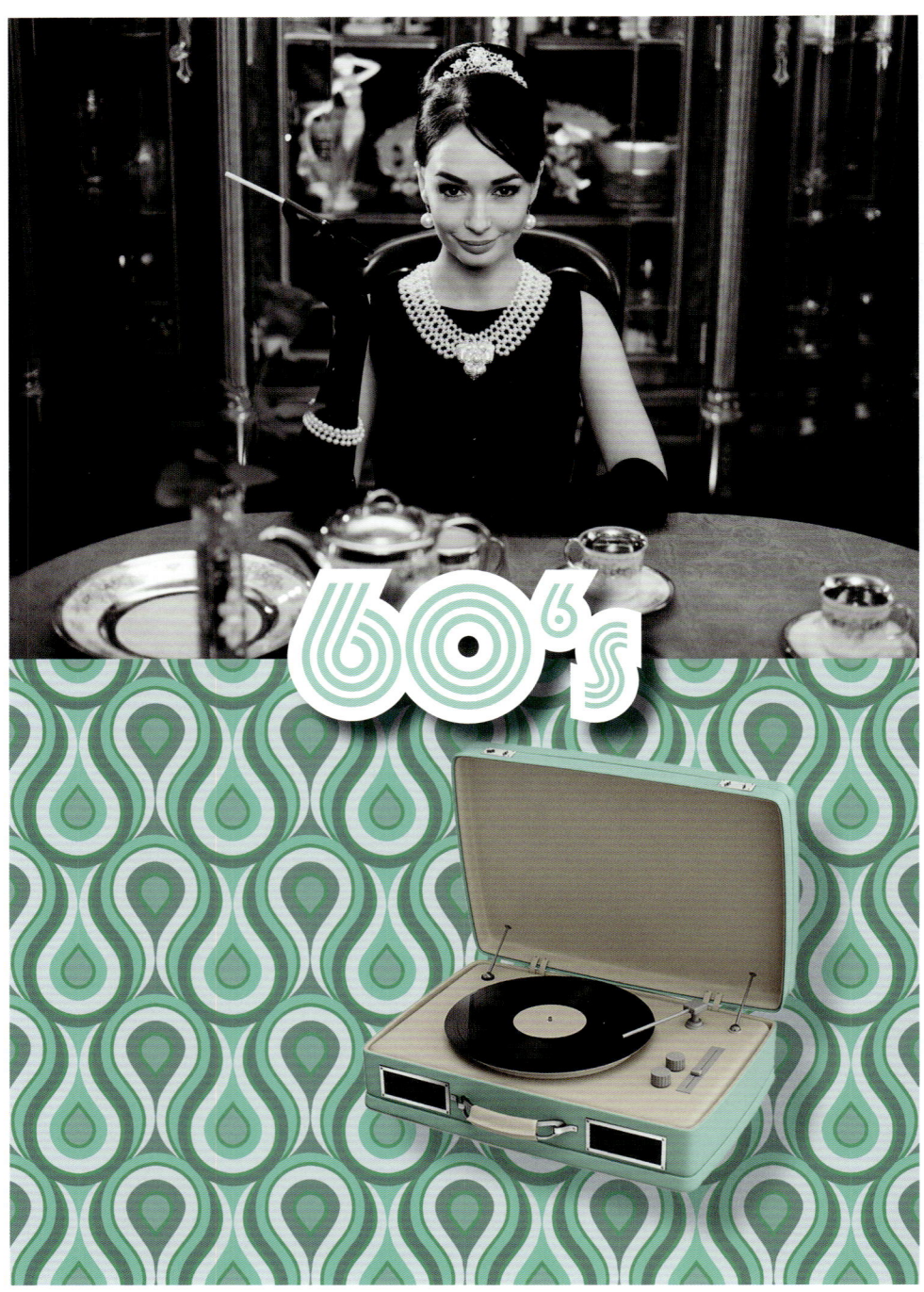

1960-1970

In der Zeit um 1960 kam eine Phase des Umbruchs. Althergebrachte Vorstellungen und Normen wandeln sich. Manche schleichend und langsam - andere plötzlich und schnell. Am 20. Dezember 1955 kamen die ersten italienischen Gastarbeiter ins Land. Im Zuge dieses Prozesses ändern sich auch die Werte und die Lebensweise der Menschen, besonders der Jugend. Den Globus umspannend hält der „Beat" Einzug in die U-Musik. Die Haare der Jugendlichen werden länger, die Kleidung lockerer, es wird ein anderer Lebensstil gelebt. Die ersten Wohngemeinschaften sprießen aus dem Boden, legendär und bis heute populär – die „Kommune 1" in Berlin. Das erste Nacktphoto Deutschlands in der Presse erregte die Gemüter. Sieben junge Bewohner der WG stehen demonstrativ nackt an der Wand und zeigen uns ihre Kehrseite.

Je älter das Jahrzehnt wird, umso freier wird die Liebe. Die Anti-Baby-Pille, die 1960 auf den Markt kommt, unterstützt diese Tendenzen. Gerade die Pille stellt für die Sache der Frauen einen weiteren Wendepunkt dar.

Zum ersten Mal in der Geschichte konnten sie sich für oder gegen eine Schwangerschaft entscheiden. Das bedeutet ungeahnte Freiheiten, aber auch Problemstellungen. Der freie Umgang mit Sexualität stürzt manche junge Frau in eine ungeahnte Krise. Der natürliche Umgang mit Sexualität fiel erst einmal schwer. Der Pille „verdanken" wir eine der schwierigsten Entscheidungen im Leben einer jungen Frau oder eines Paares. Wann ist der richtige Zeitpunkt für eine Schwangerschaft? Moderne Themen wie Familienplanung und Empfängnisregelung werden zu Dauerbrennern. Zum Glück spielt trotz Pille immer wieder das Schicksal seine Rolle und nimmt uns durch vollendete Tatsachen die Entscheidung ab.

Die Kluft zwischen Alt und Jung war noch nie so groß und offensichtlich, wie in jener Zeit. Auf der einen Seite die Jugendlichen, die demonstrierend aufbegehren – auf der anderen Seite die Erwachsenen, die strebsam und fleißig am Wirtschaftswunder arbeiten. Deutschland ist wieder wer in der Welt, die Wirtschaftskraft floriert und wächst. Deutsche Tugenden, wie Pünktlichkeit, Fleiß und Ehrlichkeit prägen und formen den Ruf der deutschen Wirtschaft in der Welt. „Made in Germany" war bis vor kurzem ein Prädikatsmerkmal, das nicht zuletzt auch zahlreiche ausländische Investoren ins Land holt. Historisch gesehen sind die 60er Jahre geprägt von vielen einschneidenden Ereignissen.

In Amerika steht das Schicksal der ganzen Welt schon wieder auf Messers Schneide. 1962 erschüttert die Kubakrise den Erdball – der kalte Krieg eskaliert zum ersten Mal.

Die Russen sind fest entschlossen, Raketen auf Kuba zu stationieren. Die USA reagieren mit einer Seeblockade. Die Menschheit hielt den Atem an, ein dritter Weltkrieg schien greifbar nahe. Wer würde das Kräftemessen gewinnen? Zum

Glück für uns alle entschärfte sich die dramatische Lage, die Russen zogen sich mit ihren bereitgestellten Raketen zurück. Bis zum Zerfall des Ostblocks jedoch ist das kommunistisch geprägte Kuba der Stolperstein vor Amerikas Haustür.

Am 22. November 1963 erschüttert das Attentat auf Präsident John F. Kennedy die USA. Bei einer Wahlkampfreise durch Texas wird er in Dallas auf offener Straße ermordet. Schon wieder reagiert die ganze Welt mit Entsetzen und großer Trauer. John F. Kennedy und vor allen Dingen seine junge Frau Jackie standen für das neue Lebensgefühl in Amerika. Jackies Stil, Charme, Kunstverstand und Bildung beeindruckten ihre Landsleute und wurden über die Boulevardpresse bis nach Europa getragen. John F. Kennedy entsandte seine Frau ganz bewusst zu heiklen Missionen, wo es um Diplomatie und Fingerspitzengefühl ging. So unternahm sie zusammen mit ihrer Schwester eine legendäre Reise nach Indien, wo sie den indischen Premierminister Neru bezauberte. Die Beziehungen zwischen Indien und der USA waren aufgrund der politischen „Großwetterlage" sehr angespannt. Eine weitere entscheidende Trendwende gelang Jackie auf einer Europareise. Sie faszinierte den damaligen russischen Präsident Chruschtschow bei einem Treffen im neutralen Wien.

Die Amerikaner waren von „Jack" und „Jackie" begeistert: dynamisch und jugendlich standen sie für Aufschwung und Innovation, Gesundheit und Kraft. Die Welt nahm rege am Familienleben der Kennedys teil, der jüngste Präsident der

USA war ein liebevoller Familienvater. Zahlreiche Affären mit anderen Frauen wurden von der Öffentlichkeit fern gehalten, was über die Presse nach außen drang, sah man ihm nach.

Jacqueline Kennedy wird am 29. Juli 1929 in Southampton als Tochter französischer Einwanderer geboren und wächst behütet im Kreise einer wohlhabenden Bankiersfamilie auf. Nach der High School studiert sie Journalismus, verbringt ein Jahr in Frankreich an der Sorbonne und arbeitet anschließend bei der „Washington Times Herald". In ihrer Funktion als Journalistin lernt sie 1950 John F. Kennedy kennen, den damaligen demokratischen Abgeordneten im Repräsentantenhaus. Die beiden heiraten am 12. September 1953, und in den darauf folgenden Jahren bringt „Jackie" drei Kinder zur Welt, von denen ein Junge allerdings zwei Tage nach der Geburt stirbt.

Am 8. Dezember 1960 wird John F. Kennedy zum 35. Präsidenten der Vereinigten Staaten gewählt und das Ehepaar zieht ins Weiße Haus. „Jackies" Ziel ist es, die Amtszeit ihres Ehemannes mit Glanz zu erfüllen, und so verzaubert sie mit ihrem Charme und ihrer Schönheit vom ersten Tag an die Nation.
Politisch gesehen wurde Kennedys Präsidentschaftszeit geprägt durch viele weltweite Konflikte. Der Zusammenbruch der kolonialen Welt hinterließ in vielen Ländern ein Vakuum. Ost und West stritten sich um die Nachfolge der Herrschaft. Einer dieser Brennpunkte war Indochina mit Vietnam, des-

sen Krieg schon 1946 begann. Unter John F. Kennedy begann die Eskalation um diesen Krieg mit der Entsendung von 11.300 US-Militärberatern nach Vietnam. Der junge Verteidigungsminister McNamara hatte großen Anteil an dieser Entscheidung.

Aber auch in Europa spielte dieser Ost-West-Konflikt in Form des kalten Krieges eine große Rolle. Deutschland liebte John F. Kennedy für sein offenes Eintreten in der umstrittenen Berlinfrage. „Ich bin ein Berliner!" Dieser Ausruf, den er spontan anlässlich einer Unterstützungsreise im geteilten Berlin tat, ging um die ganze Welt. Berlin war damals das Symbol und der Brennpunkt im Kalten Krieg. Der Zusammenbruch des Deutschen Reiches 1945 äußerte sich zu dieser Zeit immer noch in der Teilung Deutschlands, in West-Deutschland und die so genannte „Ostzone".

Immer mehr Bürger der Deutschen Demokratischen Republik verließen ihre Heimat auf Grund der politischen Entwicklung in Ostdeutschland. Diese Flucht war nicht ungefährlich, aber immerhin möglich. Die Führung der DDR unter Walter Ulbricht, dem damaligen Ersten Sekretär des Zentralkomitees der SED, verhinderte am 13. August 1961 die zunehmende Massenflucht ihrer Bürger in den Westen durch den Bau einer Mauer quer durch Berlin. Zug um Zug wurde diese „Mauer" in Form von Sperrzonen, Stacheldraht, Minenfeldern, Wachtürmen um Westberlin gezogen. Die Menschheit war entsetzt, viele Familien sollten sich über Jahrzehnte nicht mehr Wiedersehen.

Deutschland wird nicht nur vom Mauerbau und der jetzt auch nach außen deutlichen Trennung zweier deutscher Gebiete erschüttert, sondern auch innenpolitisch gibt es große Probleme. Anlässlich des Besuchs des persischen Schahs 1967 kommt es zu Studentenunruhen in ganz Westdeutschland. Die jungen Menschen demonstrieren gegen das Establishment. Der Schah und sein Regime sind berüchtigt für die Unterdrückung des Volkes bis hin zu Folter. Die Studenten mit ihrem Anführer Rudi Dutschke nehmen es den Repräsentanten der Bundesrepublik Deutschland übel, dass sie über diese Fakten hinwegsehen und den Schah mit einem pompösen Staatsbesuch empfangen. Die Geschehnisse eskalieren und werden zunehmend geschürt von der Boulevardpresse mit ihrem Hauptrepräsentanten Axel Springer. Der Student Benno Ohnesorg bezahlt sein politisches Engagement am 2. Juni 1967 mit dem Leben.

Die Studentenunruhen werden immer größer, es formiert sich die APO, die Außerparlamentarische Opposition. Nun werden die Mädchen aktiv. Sie zeichnen sich durch ungeahnte Radikalität aus. Von dieser Zeit geht ein großer Impuls für die Entwicklung der Frauen aus. Leider ging dieser Impuls, wie so oft in der Entwicklung gesellschaftlicher Veränderungen, erst einmal mit einem Überschreiten des gebotenen Maßes einher. Die Jugendlichen und besonders die jungen Frauen konnten mit der Freiheit keinesfalls umgehen. Das Pendel schwingt immer von einem Extrem ins andere. Mit dem Tod vieler Persönlichkeiten aus Politik, Kunst und Kultur, die das Jahrhundert bis dahin entscheidend geprägt

haben, tritt auch auf diesen Gebieten ein Wandel ein. So stirbt 1961 Ernest Hemingway, ein begnadeter Schriftsteller, so wie er gelebt hat: schillernd, exzentrisch und extrem.
Er nimmt sich das Leben.

1965 segnet Winston Churchill, langjähriger Premierminister von England und ein Politiker, der ganz entscheidend dieses Jahrhundert und speziell das Ende des 2. Weltkrieges geprägt hatte, das Zeitliche. Außerdem schließt Albert Schweitzer - Theologe, Arzt, Philosoph und Musiker – in diesem Jahr die Augen für immer. Er wurde berühmt durch die Gründung eines Tropenkrankenhauses in Lambarene (Afrika) und betrieb es bis zu seinem Tode unter größtem Einsatz seiner Kräfte. Damit ist er ein Sinnbild für die humanitäre Entwicklung dieses Jahrhunderts und ein Beitrag für die langsam beginnende Hinwendung zu friedlichen Werten.

In Deutschland stirbt am 19. April 1967 Konrad Adenauer, erster Bundeskanzler Deutschlands und Vater der Republik. In Kombination mit dem Begründer des deutschen Wirtschaftswunders, Ludwig Erhard, steht er für den Erfolg der jungen Republik und den wirtschaftlichen Aufschwung in einer Kürze, wie er nach den langen entbehrungsreichen Jahren des Krieges von niemandem erwartet worden wäre.

Das Jahrzehnt brachte viele „Wunder" hervor, die die Menschheit teilweise immer noch beeinflussen. So wird Cassius Clay als Farbiger in Rom Olympiasieger im Schwergewicht und setzt ab 1964 für lange Jahre im Boxsport besondere Akzente.

Auch in der Schwarzen-Bewegung Amerikas spielt er eine wichtige Rolle.

Der medizinische Bereich gewinnt zunehmend an Bedeutung. Man interessiert sich für neue Forschungsgebiete und kann durch technische Innovationen sogar Operationen durchführen, von denen man früher nicht einmal geträumt hätte. Christian N. Barnard führte 1967 erfolgreich die erste Herztransplantation in Kapstadt (Südafrika) durch.

Die Krönung dieser technischen Entwicklung war am 20. Juli 1969 die Landung auf dem Mond. Der erste Mensch Neil A. Armstrong, ein Amerikaner, betritt einen anderen Planeten und hisst dort das Sternenbanner!

Legendäre Musikgruppen wie die Beatles oder Musicals wie „Hair" nehmen die neuen Themen der Zeit in Ihre Musik auf und prägen damit das Zeitgefühl. Damals noch schockierend „neu und anders", sind sie heute schon wieder Nostalgie und man denkt manches Mal mit Wehmut an diese Aufbruchsstimmung.

Die beliebtesten Musiktitel
1960-1969

1960	Milord	Edith Piaf
1961	Weisse Rosen aus Athen	Nana Mouskouri
1962	Tanze mit mir in den Morgen	Gerhard Wendland
1963	Schuld war nur der Bossa Nova	Manuela
1964	Rote Lippen soll man küssen	Cliff Richard
1965	Il Silenzio	Nini Rosso
1966	Strangers in the night	Frank Sinatra
1967	Schiwago Melodie	Orchester Maurice Jarre
1968	Mama	Heintje
1969	Mendocino	Michael Holm

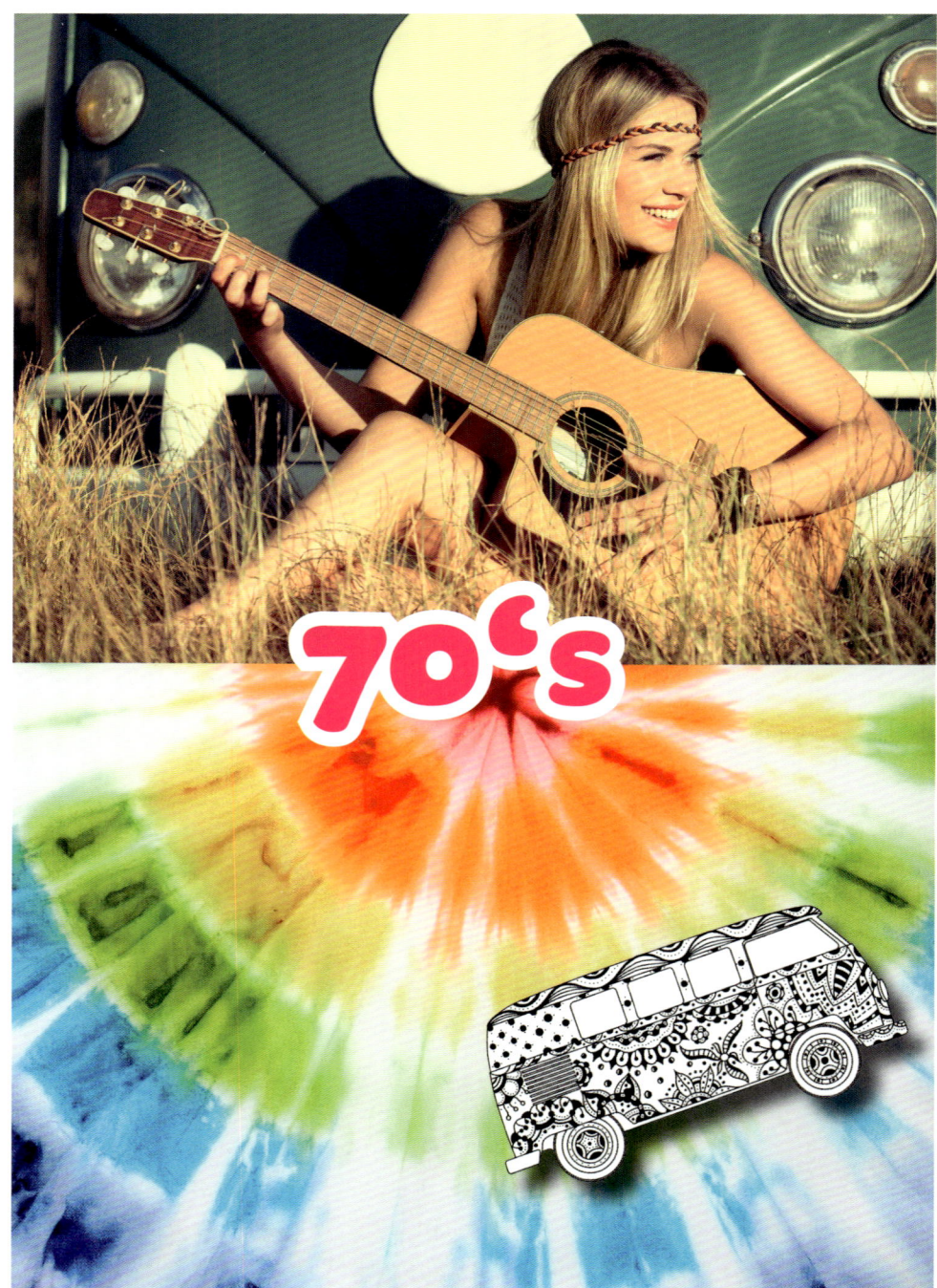

70's

1970-1980

„Aufmüpfig" zählt zu den Worten des Jahres 1970. Das Zeitempfinden war durch das ungeduldige Warten auf Veränderungen bestimmt. In beiden deutschen Staaten ereignen sich Machtwechsel. Die Ablösung von Personen signalisiert einen politischen Wandel. Bundeskanzler Willy Brandt erkennt 1969 die Existenz der DDR erstmals ausdrücklich an und ebnet somit den Weg für Vertragsverhandlungen zwischen den beiden deutschen Staaten. Auf die Frage, ob die Deutschen trotz anhaltender Teilung eine Nation geblieben seien, antwortete Willy Brandt lapidar: „Nation ist, wenn man sich trifft." Durch den Grundlagenvertrag konnte zumindest das Ziel des Treffens erreicht werden. Bis zur Wiedervereinigung war es allerdings noch ein weiter steiniger Weg.

Eines der weltweit bedeutsamsten Ereignisse in den 70er Jahren war das Ende des Vietnam-Krieges. Am 15. Januar 1973 gab es einen Fortschritt in den Friedensverhandlungen: Präsident Nixon verkündete die Beendigung der Offensive in Nordvietnam, dem später ein einseitiger Rückzug der US-Truppen aus Vietnam folgte.

Seit Beginn der Auseinandersetzungen in Vietnam hatte es Proteste gegen den Krieg gegeben. Protestierten anfangs nur kleine Gruppen, so stiegen die Intensität und der Umfang der Antikriegsbewegung an, je länger der Krieg andauerte. In der Bundesrepublik Deutschland war der Vietnamkrieg eine der Ursachen für das Aufkommen der oppositionellen, so genannten "neuen Linken". Durch die neuen Medien wirkte der Krieg besonders grausam und eindringlich – er wurde der "erste Fernsehkrieg" genannt. Journalisten war es erlaubt, unzensiert aus den Kriegsgebieten zu berichten. Je deutlicher sich die öffentliche Meinung gegen den Krieg wendete, desto häufiger zeigten die Berichte auch dessen dunkle Seiten. Durch die öffentliche Empörung kam die amerikanische Regierung unter Druck, den Krieg zu beenden.

Die Pariser Friedensverträge wurden am 27. Januar 1973 unterzeichnet, womit die USA offiziell ihre Einmischung in den Vietnamkonflikt aufgaben. Die Friedensvereinbarung hielt jedoch nicht lange. Obgleich Nixon Südvietnam versprochen hatte, im Falle einer bröckelnden militärischen Situation Militärunterstützung zur Verfügung zu stellen, stimmte der Kongress gegen jede weitere Finanzierung militärischer Tätigkeiten in der Region. Nixon kämpfte auch um sein politisches Überleben im anwachsenden Watergate-Skandal, also unterblieb die versprochene Militärunterstützung. Die Wirtschaftshilfe wurde zwar weitergeführt, hatte aufgrund der verbreiteten Korruption in der südvietnamesischen Regierung allerdings wenig Verbesserungen für die Bevölkerung zur Folge. Der 94. Kongress stimmte schließlich für ein völliges Beenden jeglicher Hilfe. Auch das Konsumverhalten ändert sich. Es kommt zu einer Aufbruchsstimmung. In Köln stimmt die Möbelmesse die Verbraucher durch futuristisches Design auf ein Jahrzehnt der fröhlichen Farben und runden Formen ein. Stolz präsentiert die Firma Rolf Benz ihre "Dünenknautschlandschaft Siesta", die insgesamt 32 qm Grundfläche beansprucht. Sitzelemente aus Schaumgummi können zur individuellen Wohnlandschaft zusammengestellt werden. Auch die Automobilbranche reagiert: mit dem VW Golf, der 1974 zum ersten Mal vom Fließband rollt. Das neue Fahrzeug ist jugendlich, dynamisch, sportlich und erhältlich in knalligen Farben. Der VW-Käfer, Wahrzeichen des Wirtschaftswunders, hat ausgedient. Er passt nicht mehr in die moderne Zeit, die Produktion in der BRD wird 1978 eingestellt.

Der Trend der Zeit geht weg vom bürgerlich Konventionellen, hin zum jugendlich Innovativen. Merkmale dafür sind die Werbung, die Einrichtung, das Auto und natürlich die Mode. Das In-Kleidungsstück der 70er Jahre sind Blue Jeans - für Frauen wie für Männer. Die Angleichung der Geschlechter macht sich im ganzen Erscheinungsbild bemerkbar. So „wagen" es Frauen 1973 zum ersten Mal mehr Hosen als Röcke zu kaufen. Männer tragen plötzlich Schuhe mit hohen Absätzen und Plateausohlen. Auch lange Haare werden bei Männern beliebter. Selbst konservative Kreise gewöhnen sich an das neue männliche Erscheinungsbild, solange die Frisur "lang, aber gepflegt" ist. Erlaubt ist, was gefällt - Individualismus regiert.

Wer konsumiert, äußert seine Einstellung: Vor allem junge Leute praktizieren gerne einen "Gesinnungskonsum" entgegen dem bürgerlichen "Prestigekonsum" der 50er und 60er Jahre. Konsumgüter sollen weder Statussymbol noch Wertanlage sein, sondern zweckmäßige Gebrauchsartikel. Wem das nicht reicht, der besorgt sich Buttons oder Aufkleber mit noch eindeutigeren Statements.

Ein Warnsignal gegen den Konsumterror sind 1973 die Ölkrise und die damit verbundenen Fahrverbote an vier Sonntagen. Das Schlagwort vom "begrenzten Wachstum" dringt ins Bewusstsein einer breiten Masse. Die fröhliche Konsumwelt und der Raubbau an der Natur geraten mehr und mehr in die Kritik, vor allem in den Medien. Ist das der Abschied vom Überfluss? Aus dem Bewusstsein der endlichen Ressourcen entsteht die alternative Bewegung. Ihre Vertreter wehren sich gegen die kapitalistische Weltsicht und verweigern grenzenlosen Konsum. Selbstversorger kommen in Mode. Alternativ eingestellte Städter ziehen in Landkommunen und versuchen möglichst autark zu leben. In diesen Land-WGs wird eigenhändig Gemüse angebaut, Brot gebacken, werden Norweger-Pullis gestrickt. Was an Mobiliar fehlt, finden die Bewohner auf dem Sperrmüll oder auf dem Flohmarkt. Mit der Parole "Used is beautiful" ist die Grundlage des Recycling-Gedankens der kommenden Jahrzehnte gelegt. Die Parteigründung der „Grünen" ließ zwar noch ein Jahrzehnt auf sich warten, doch wurden hier, in den 70er Jahren der Grundstein dafür gelegt.

Kulturpolitisch wurde die Stimmung in der Bundesrepublik durch den „Deutschen Herbst" getrübt. Als Deutscher Herbst wird der Komplex der Ereignisse um die Entführung Hanns-Martin Schleyers und des Lufthansa-Flugzeugs

"Landshut" (Flugzeugentführung) durch Terroristen der Roten Armee Fraktion (RAF) und der PFLP (Kommando Martyr Halimeh) im Herbst 1977 bezeichnet. Eine ungeahnte Terrorwelle überzieht Deutschland mit Gewalt aus Entführungen und Hinrichtungen unschuldiger Menschen unter dem Deckmantel der Politik.

Musikalisch gehört die Zeit zwischen den Jahren 1970 und 1980 zur Generation Hitparade, die von Dieter Thomas Heck jeden Samstag am frühen Abend im ZDF moderiert wurde. Die ganze Familie saß am Fernsehapparat und hat bei Salzstangen und Bowle den Duft der Freiheit in der Nase gespürt, den auch der deutsche Schlager damals verbreitet hat. Freiheit im Denken, Freiheit in der Liebe, Freiheit in den Sitten und Gebräuchen. So lautet die Devise. Erlaubt ist was gefällt. Rock und Pop vereinen sich zu einer großangelegten Demonstration dieser Freiheit. In der Hitparade des ZDF werden deutsche Schlager gesungen. Doch auch die Musik der ganzen Welt, vor allem aus Amerika und England setzt Akzente in der damaligen Musikszene. Das Gefühl von Freiheit hat sich so nach langer Zeit der Autorität endlich durchgesetzt.

Das sind die geschichtlichen, politischen und kulturellen Ereignisse, die in der Gefühlswelten der heutigen Senioren eine große Rolle spielen. Wir müssen darüber Bescheid wissen, wollen wir sie verstehen.

Die beliebtesten Musiktitel
1970-1979

1970	El condor pasa	Simon & Garfunkel
1971	Butterfly	Danyel Gérard
1972	Ich hab' die Liebe geseh'n	Vicky Leandros
1973	Goodbye my love goodbye	Demis Roussos
1974	Rock your Baby	George McCrae
1975	Paloma blanca	George Baker Selection
1976	Mississippi	Pussycat
1977	Living next door to Alice	Smokie
1978	Rivers of Babylon	Boney M.
1979	So bist du	Peter Maffay

„Tulpen aus Amsterdam!"

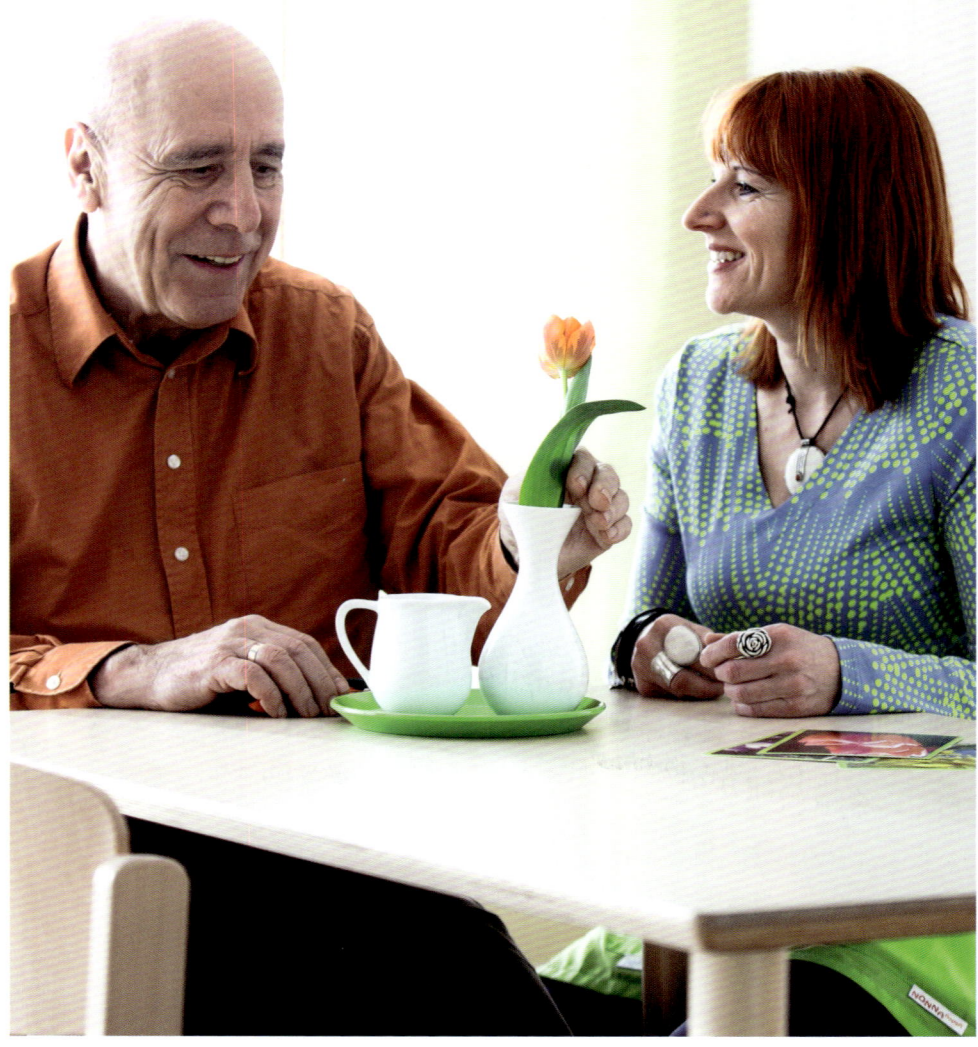

MUT TUT GUT – MUSIK IM PRAKTISCHEN EINSATZ BEI MENSCHEN MIT DEMENZ

BIANCA MATTERN

Viele, die im Pflegebereich arbeiten, sei es in der Pflege oder Betreuung, scheuen sich vor dem Einsatz ihrer Stimme, wenn es um das Singen geht. Dabei wird doch überall davon gesprochen, dass die Musik der „Königsweg" beim Umgang mit Demenzkranken sein soll. Ich kann dies gut verstehen. Die Hemmschwelle ist meist zu groß um seine Stimme/Gesang für alle in der Öffentlichkeit hörbar zu machen. Sie nach eigner Wahrnehmung dem „Gespött" preiszugeben.

So versucht man unterstützend das gebrauchte Liedgut auf CD oder Stick zu ziehen, um es durch den CD-Player oder Verstärker als „aktivierende Maßnahme" für die Betreuung oder Beschäftigung einzusetzen. Ganz wohl ist einem trotzdem nicht dabei, da im Aufenthaltsraum – wie gesagt – jeder mitbekommt, was wir denn jetzt zusammen singen.

Hört man dann die Musik nur über elektronische Hilfsmittel, ist dies auch nicht des Rätsels Lösung. Ziemlich verloren sitzt dann mancher am Tisch, dem einen gefällt es, dem anderen nicht und schon ist eine neue Konfliktsituation entstanden, die es zu „bändigen" oder „händeln" gilt.

NACHTEIL:

Man kann nie spontan das Schlagergut einsetzen, es muss immer vorbereitet sein d.h. CD oder Stick + CD-Player.

Das wiederum heißt, dass es für Pflegekräfte wegen des erheblichen Zeitmangels nicht machbar ist und vor allem im täglichen Einsatz, zur hilfreichen Unterstützung während der Grundpflege, nicht greifbar ist.

Da könnte man sich in der eigenen Familie eigentlich leichter tun. Weit gefehlt: Gerade in der Familie ist die Scham vor dem anderen zu groß.

Nun höre ich förmlich Ihre Antworten auf meine Diskussion: Viele von Ihnen werden sagen: Gott sei Dank gibt es ja die Mobile Musik, den Musiktherapeuten oder den Musiklehrer, welcher 1x in der Woche oder 1x im Monat das „Liedgut" professionell anbietet! Stimmt! Diese Angebote sind wirklich gut und wichtig, doch wie oft könnten wir, die Angehörigen, der/die Ehrenamtlichen, die Pflegekräfte, die Betreuungskräfte oder der Logopäde die Musik als Türöffner, Stimmungsaufheller oder Ritual im alltäglichen Pflegealltag gebrauchen?

Vorausgesetzt wir wären mutig genug uns unserer Gesangsstimme zu stellen! Sehr oft könnten wir den Pflegealltag durch den Einsatz von Musik und den damit verbundenen Gefühlen gut gebrauchen.

Da spielt uns der heutige Zeitgeist in die Hände. Deutsche Musik ist schon lange salonfähig und der deutsche Schlager erlebt gerade sein Comeback!!!

Helene Fischer füllt sämtliche Konzerthallen und von jung bis alt kann jeder, ob er will oder nicht „Atemlos ... durch die Nacht" mitträllern.

So geht es uns mit vielen Schlagern. Unabhängig davon, ob wir sie mögen oder nicht sind die meisten Schlager Ohrwürmer.

WAS IST EIN OHRWURM?

Wikipedia beschreibt es so:
„Ohrwurm ist die umgangssprachliche Bezeichnung für ein eingängiges und merkfähiges Musikstück, das dem Hörer für einen längeren Zeitraum in Erinnerung bleibt und einen hohen akustischen Wiedererkennungs- und Reproduktionswert besitzt." Und jeder von uns kennt das Gefühl einen Ohrwurm nicht mehr los zu werden!

So verhält es sich auch mit dem Schlager. Der Schlager ist in der Regel sehr einfach gestaltet, was den Text anbelangt, hat aber einen hohen akustischen Wiedererkennungswert und bleib uns länger, meist langfristig im Gedächtnis!

Sie werden es kaum glauben, wie viele Schlager Sie kennen: Machen wir einen Test!

Ich schreibe 10 Schlager auf mit dem ersten Wort oder dem ersten Textbaustein. Sie müssen nicht den Interpreten wissen.

AUFGABE:

Vervollständigen Sie den Titel, wenn Ihnen das mündlich gelungen ist, dann machen Sie ein Kreuz für „Ja" vor dem jeweiligen Song!

☐ **1.** ROTE LIPPEN.......

☐ **2.** MARMOR, STEIN UND EISEN BRICHT.......

☐ **3.** ES FÄHRT EIN ZUG.......

☐ **4.** EIN BISSCHEN SPASS......

☐ **5.** SCHÖN IST ES ....

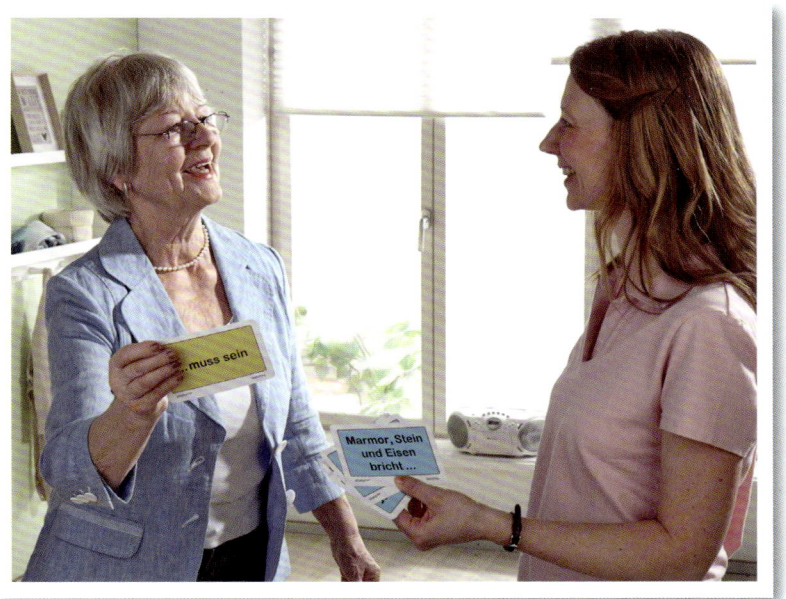

☐   6. LIEBESKUMMER.....

☐   7. IM WAGEN VOR MIR......

☐   8. DU KANNST NICHT IMMER......

☐   9. ZWEI KLEINE ....

☐   10. OHNE KRIMI........

Überrascht????

Sie dachten nicht, dass Sie so viele Schlager kennen und ohne Probleme ergänzen können.

So geht es den meisten von uns. Umso besser ist es, nun die Gewissheit zu haben, dass diese „alten" Schlager auch bei uns „Jungen" so gut im Gedächtnis sind.

Ebenso wie Sprichwörter ist dieses Wissen im Langzeitgedächtnis abgespeichert und kann automatisiert abgerufen werden.

Entscheidender Vorteil des Schlagers gegenüber dem Gebrauch von Sprichwörtern ist die Emotionale Bindung:

Der entscheidende Vorteil des Schlagers ist, dass dieser „emotional aufgeladen" ist – im Gegensatz zu den Sprichwörtern. Sprichwörter dienen in der Pflegelandschaft gerade bei verunsicherten demenziell erkrankten Menschen als Sicherheitsfaktor.

Schlagerkarten können wie Sprichwortkarten als Aphorismen dienen. Das Gefühl der Unsicherheit kann mit Hilfe von Sprichwörtern „eingefangen" werden. Wenn dem Erkrankten Wörter fehlen - können trotzdem, in Sprichwörtern verpackt, ganze Sätze abgerufen werden.

Der Schlager, oder besser gesagt die ersten Worte eines Schlagertitels, rufen genauso automatisch den Wortschatz ab - aber damit verbunden ist eine sofortige emotionale Reaktion. Der ältere Mensch verbindet damit Gefühle an eine bestimmte Zeit seines Lebens. Diese kann sowohl positiv, als auch negativ sein. Doch gerade Schlager sind zum Großteil positiv besetzt. Sofort huscht ein Lächeln über das Gesicht von Beiden, dem des älteren Mensch/Demenzkranken und seines Gegenübers.

So entsteht ein äußerst interessanter Dialog zwischen dem, der die ersten Worte auf den Weg geschickt hat, und dem anderen, der diese Worte ergänzen wird.

Meistens wird der Impuls dadurch ausgelöst, dass ein Lied angesungen wird, wenn nicht sogar das gesamte Lied zusammen geträllert wird.

SCHLAGER SIND IN

Wie vorhin angesprochen, ist der Schlager im Zeitgeist so präsent und fest verankert, wie lange nicht mehr.

Natürlich hat nicht jeder ältere Mensch Zugang zum Schlager – sowie auch jüngere Menschen nicht per se den oder die Schlager mögen.

Doch dann gibt es noch Situationen wo meist alle Schlager gerne hören, weil sie Stimmung vermitteln:

- BEIM APRÈS-SKI
- IM FASCHING / KARNEVAL
- AUF VOLKSFESTEN / KIRMES
- BEI AUSFLUGSFAHRTEN IM BUS

Man grölt zusammen und hat einfach Spaß.

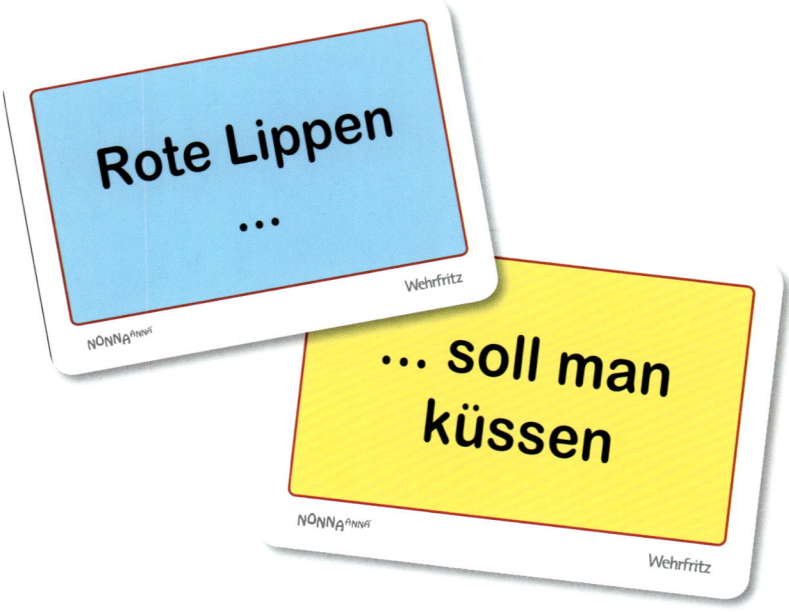

SPASSFAKTOR

Dieser Spaßfaktor und die Leichtigkeit des Singens sollten nicht nur den Musiktherapeuten und Musiklehrern vorbehalten sein.

Wir alle, die wir mit älteren Menschen oder Hochaltrigen und demenziell erkrankten Menschen arbeiten und zu tun haben, könnten diese Leichtigkeit viel öfter im Alltag gebrauchen.
Gemeint ist sowohl der pflegende Angehörige oder Betreuer, als auch der alte Mensch oder Demenzkranke.
Aus dieser Motivation heraus habe ich das Hilfsmittel der Schlagerkarten entwickelt.

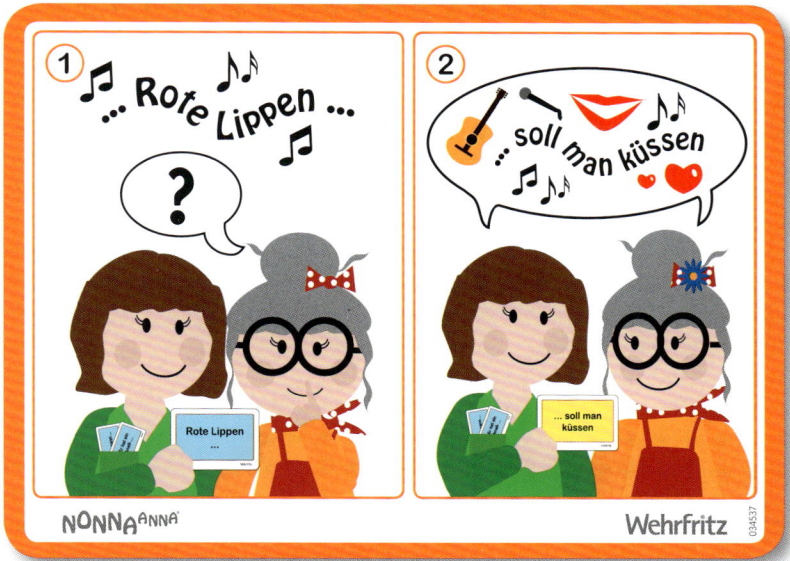

SCHLAGERKARTEN ALS MUT-MITTEL

Indem wir unterstützendes Material verwenden z.B. die Schlagerkarten, kann jeder von uns ohne lange Vorbereitung eine Karte aus seiner Kitteltasche oder Schürze ziehen und die Vorderseite vorlesen. Auf der Rückseite befindet sich der ergänzende Teil des Schlagertitels. Diese Sicherheit über die Karte tut gut.

Im Übrigen: Schlagerkarten können auch ohne Gesang, nur über die Überschriften zum Einsatz kommen, weil die Gefühle bereits in diesen Texten konserviert sind.

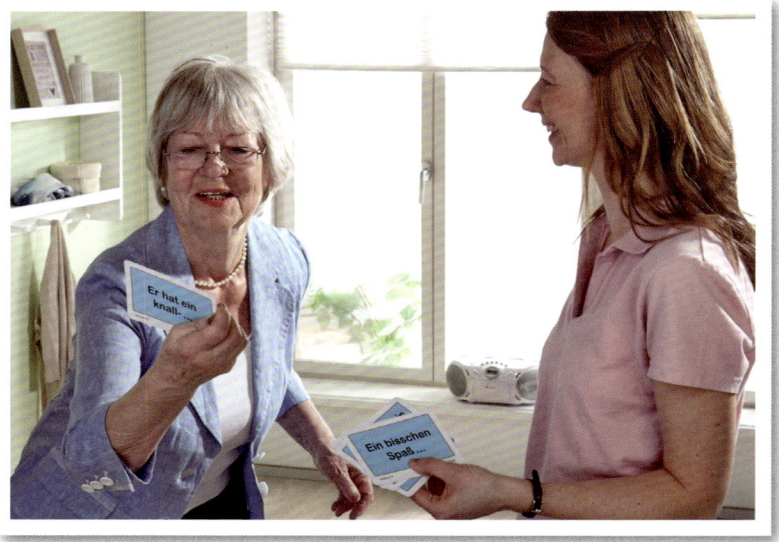

Ich möchte Sie unterstützen die Schlagerkarten in verschiedenen Bereichen einzusetzen und in Ihre Betreuungskultur zu integrieren

Wie alle anderen NonnaAnna-Materialien wurden die Schlagerkarten auf Basis der Montessoripädagogik entwickelt. So sind die Karten farblich isoliert. Die Vorderseite wird in einer anderen Farbe gehalten als die Rückseite. Die Karten können gezeigt werden, aber es kann auch vom demenziell Erkrankten selbst oder Ihnen geprüft werden, ob der zweite Teil des Refrains mit dem übereinstimmt, der gesagt oder gesungen wurde.

Das entspricht dem Montessoriprinzip der Selbstbestimmung und hat immer absolute Priorität.

SCHLAGERKARTEN ALS RITUAL

Rituale sind für ältere Menschen und Demenzkranke meist sehr wichtig. Egal ob Tagesritual, Wochenritual oder Jahresritual, sie spielen alle eine große Rolle und geben Halt und Struktur. Sie vermitteln Sicherheit und dies ist für Menschen mit Demenz sehr wichtig.

Scheuen Sie sich deshalb nicht davor immer mit den Schlagerkarten „unterwegs" zu sein und experimentieren Sie zusammen mit Ihrem Gegenüber was ankommt!

Dies hat den Vorteil, dass Sie eine Kommunikationsbrücke durch das Material zu Ihrem pflegenden/ betreuenden Angehörigen/Patienten aufbauen. Sie ziehen eine Karte aus Ihrer Tasche und schon kann „gelesen" werden. Dreht man die Karte um wird gesungen und gelacht. Erinnerungen werden geweckt oder es kommt einfach nur zu einer Freude im Stillen.

Auch Sie lernen mit der Zeit sämtliche Schlagertitel - sollten sie diese nicht kennen. Das macht die Wiederholung – das ist im Übrigen auch ein Montessoriprinzip.

Das Material bietet weiter die Möglichkeit ganzheitlich durch die Sinne, in diesem Fall die Hand einen Impuls zur Aktivität zu geben.

Von der Haut/Hand über das Lesen/Augen und die Sprache bzw. den Gesang/Mund.

A

HILFESTELLUNG BEIM BESUCH IHRES DEMENZKRANKEN ANGEHÖRIGEN IN EINER STATIONÄREN EINRICHTUNG ODER IM BETREUTEN/UMSORGTEN WOHNEN

Die Diagnose Demenz ist für den Betroffenen selbst und den nächsten Angehörigen ein traumatisches Ereignis. Der Arztbrief liegt vor und da steht es nun „schwarz auf weiß" was man schon vermutet hatte – DEMENZ. Es gibt nun Gewissheit. Diese Erfahrung stürzt meist beide d.h. Erkrankten und Angehörigen in ein tiefes Loch. Wie bei jeder anderen schmerzlichen Erfahrung wird auch hier Trauerarbeit in verschiedenen Phasen in sehr unterschiedlichen Weisen erlebt. Dies detailliert aufzuführen würde hier zu weit gehen, daher werde ich versuchen es kurz anzuschneiden.

Die erste Phase ist, dass wir es Nicht - Wahr - Haben - Wollen: „Ich doch nicht" - das ist ein Irrtum.
Die zweite Phase: Zorn. „Warum muss es mich treffen?"
Nach dieser manchmal auch sehr aggressiven und renitenten Phase folgt eine Phase des Verhandelns und der anschließenden Resignation. Vor allem die Gefahr der Resignation gilt es vor einer Verfestigung zu schützen, sonst wird daraus eine Depression.

PRÄVENTIVMASSNAHME
gegen depressive Stimmungen:

Tages- und Wochenrituale einführen und positiv besetzen bzw. ausführlich zelebrieren.

Negativ gestimmte Menschen kosten nicht nur sich selbst, sondern auch den pflegenden Angehörigen sehr viel Kraft.

Während einige Menschen die Kraft für sich selbst in der „Steckdose" tanken, tanken diese erkrankten Menschen beim Betreuer oder Pfleger auf und ziehen die dringend benötigte Kraft ab.

Dies gilt es zu vermeiden.

TIPPS & TRICKS:
Wenn Sie oder Ihr erkrankter Angehöriger Zugang zu Schlagern haben, dann überlegen Sie, wo Sie dieses Material – entweder als Material an sich, siehe Schlagermaterial, oder nur als verbale Kommunikationsebene – einsetzen können.

Je nach fortgeschrittener Demenz kann man es situationsorientiert einsetzen.

BEISPIEL:
Während ich einen Herrn mit früher Demenz aktivierend betreue, in dem wir jede Woche einen Pferdestall ausmisten werden Schlager gesungen. Dabei beginnen wir die Arbeit immer mit dem „Heu gabeln" und singen dabei – „Ein Bett im …".

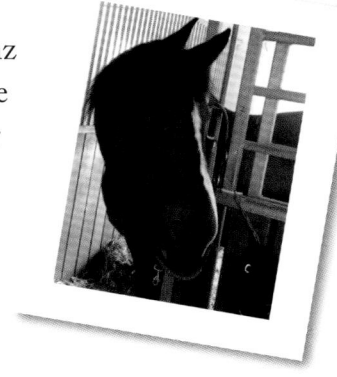

Die Stimmung steigt durch das gemeinsame Singen und Leichtigkeit umgibt uns beide – während der Körper gefordert ist.

MOTTO:
Trauen Sie sich zu fordern, was noch vorhanden ist.
Hüten Sie sich davor, den demenziell Erkrankten in Watte zu packen!

(Siehe YOU TUBE Vlog: NONNA ANNA Bianca M. SCHLAGER UND DEMENZ.

Der mir anvertraute Herr war es gewöhnt sein Leben lang körperlich zu arbeiten - ausgelastet zu sein.

Jeder von uns kennt dieses angenehme Gefühl des Auspowerns durch körperliche Betätigung, wenn der Kopf voll ist. So ergeht es auch einem demenziell Erkrankten. Fehlende körperliche und geistige Auslastung kann die Ursache für Wutausbrüche sein oder andere Verstimmungen.

B
UNTERSTÜTZUNG VON EHRENAMTLICHEN BEIM BESUCHSDIENST

Das NonnaAnna-Material soll ehrenamtliche „Perlen" bei der Kommunikation mit dem zu Besuchenden unterstützen.

In der Regel fällt der oder die Ehrenamtliche in einen puren Aktivitätenstress schon vor dem Besuch. Doch hat man den Blumenstrauß abgegeben, den selbsterlebten Tagesablauf geschildert, wird es still im Zimmer.

TIPPS & TRICKS:

Bitte bedenken Sie, dass jeder hochaltrige Mensch 5 Sekunden braucht um überhaupt reagieren zu können. Diese Zeitspanne fühlt sich für uns „Junge" sehr lange an.
Die Konsequenz ist, dass wir den zu Besuchenden oftmals „überfahren" und meist zu schnell sind.

MOTTO:
Weniger ist mehr!

Der Besuch soll in keinster Weise Stress verbreiten - Im Gegenteil: der Besuch soll aktivierend wirken und beiden Seiten Spaß bereiten.

Genau dieses Spaßmachen kann mit dem Handwerkszeug Schlagerkarten geübt und trainiert werden.

Wie beim Einsatz von Sprichwörtern können die Schlager mit dem Anfangsrefrain „angeschnitten" und gemeinsam beendet werden.

Zwangsläufig sind mit dieser Aktion Erinnerungen und Erlebnisse verbunden, welche dann auch „zur Sprache" kommen.

VORSICHT:

Erinnerung ist nicht immer positiv – es kann auch eine alte Wunde aufgerissen werden z.B. Treu sein, nein nein das kannst Du nicht…

C

HILFESTELLUNG IM ALLTAG

Stellen Sie sich vor Sie haben Urlaub und verbringen drei Wochen all-inklusive auf Mallorca.

Die zeitliche Orientierung welches Datum heute ist verabschiedet sich schnell.

So ähnlich ergeht es unseren an Demenz erkrankten Menschen. Durchzechte Nächte lassen den Tag zur Nacht werden und die Nacht zum Tag.

Das nennt man dann einen Umkehr Tag-Nacht-Rhythmus. Der an Demenz erkrankte Mensch verliert wie der Zecher die zeitliche und räumliche Orientierung.

Ein roter Faden durch den Einsatz von Sprichwörtern und entsprechendem Liedgut kann die Orientierung zurückgeben, ohne dass der Orientierungslose sein Gesicht verliert.

TIPPS & TRICKS:

Übergang vom Tag zur Nacht: Um ein Übergangsritual zu installieren, könnten Sie zum Beispiel einen bestimmten Schlager anstimmen: Z.B. „Ohne Krimi geht die Mimi nie ins Bett", oder wenn es bereits mitten in der Nacht ist:
„Auf der Reeperbahn nachts um halb eins"

MOTTO:
Mit Leichtigkeit und Empathie in die zeitliche
Orientierung finden.

D
AKTIVIERUNG DER SPRACHE
BEI BETTLÄGERIGEN

Egal ob Angehöriger, Pflegefachkraft, Betreuungskraft oder
Ehrenamtliche/er, wir alle sind gern mit der älteren Generation in Kontakt und sind motiviert etwas Sinnvolles zu tun.
Unser Leben außerhalb dieser älteren Gesellschaft wird aber
immer schneller und die Möglichkeiten werden immer mehr.
Eine unserer großen Herausforderung besteht daher darin,
das Tempo zu reduzieren. Wir sind es gewohnt viele Dinge
gleichzeitig zu tun.
Aus diesem Grund „überholen" wir oftmals unsere älteren
Menschen. Wir bauen gezielt Kommunikation auf - sind
aber dann zu schnell um eine Reaktion abwarten zu können
z.B. bei Fragen.

TIPPS & TRICKS:
Um die Sprache nicht immer mehr verarmen zu lassen, be-
dienen Sie sich des Liedgutes wie z.B. alten Schlagern.
Nicht jeder ist so bewandert mit altem Liedgut oder so mutig
einfach darauf los zu singen.

Aber gerade beim Schlager verhält es sich so wie bei den Sprichwörtern: Sie sind im Langzeitgedächtnis abgespeichert und daher als Automatismus abrufbar.

MOTTO:

Fordern statt Fördern

Seien Sie mutig und fordern Sie eine Reaktion in Form von Sprache ein, d.h. setzen Sie den Impuls durch das Anfangswort z.B. „Schön ist es auf der Welt zu sein…"

E

RITUAL BEI AKTIVIERENDER PFLEGE

(Pack die Badehose ein…/ la le lu…)

Was ist eine Gewohnheit und was ist ein Ritual?
Worin besteht der Unterschied.
Schwierige Frage!!!
Eine Gewohnheit ist eine nicht bewusst herbeiführte Reaktion oder Handlung, die sich „eingeschlichen" hat ohne hinterfragt zu werden. Im Volksmund spricht man oft von der „dummen Angewohnheit"!

Stellt man jedoch fest, dass die „dumme Gewohnheit" heute ausfällt und man vermisst diese, ist es ein Ritual geworden.

BEISPIEL:

Es ist Samstagabend, wir genießen die Freizeit und unseren Feierabend. Um es sich gemütlich vor dem Fernseher zu machen, gehören Chips stillschweigend zu unserem Wohlfühlprogramm. Doch aus irgendeinem Grund wurde vergessen die Chips zu kaufen. Wir sind enttäuscht, traurig, ja vielleicht sogar wütend. Unser Ritual des Samstagabends ist gestört.
Rituale geben uns in unserer schnelllebigen Zeit Sicherheit. Wir kommen in Ritualen für einen Augenblick zur Ruhe und tanken wieder Kraft.
Um älteren Menschen oder demenzkranken Menschen in der Grundpflege unterstützend und aktivierend zur Seite zu stehen können auch hier Schlager eingesetzt werden.

TIPPS & TRICKS:

Jeden Mittwoch ist der Badetag von Frau Meier. Beim Betreten des Zimmers kann man nach einer Begrüßung oder schon zur Begrüßung mit den Worten: „Pack die Badehose ein…" auf die nun folgende Maßnahme einleiten und hinweisen. Oder beim Verlassen des Zimmers, wenn der Bewohner im Bett liegt durch den Beginn des Liedes „la le lu…." die Nachtruhe „einläuten"!

MOTTO:

Kurz und knackig eine Botschaft aussenden und Sicherheit durch ein Ritual vermitteln!

Die Alternative wäre unserem Anvertrauten mit einigen Sätzen zu erklären was heute auf dem Plan steht.

F

MOTIVATION BEIM ABHOLEN FÜR EINE AKTIVITÄT

Motivation ist in der Arbeit mit älteren Menschen eine Königsaufgabe. Im Gegensatz zum Kind, welches Spaß hat an Bewegung, verhält es sich hier umgekehrt.

Auch hier ist ein ritueller Wochenplan sehr hilfreich. Jeder weiß oder fühlt was gerade Programm ist und was ansteht. Angst vor unbekannten Hindernissen, fremden Situationen und Gegebenheiten bestimmen den Tagesablauf bei älteren Menschen mit Einschränkungen. Noch stärker davon betroffen sind Menschen mit Demenz.

Der Grund dafür ist, das sich verabschiedende logische Denken. Gesprochene Sätze können inhaltlich nicht erfasst werden. Was aber sehr gut entschlüsselt werden kann ist die Melodie in der Sprache und die Mimik. Wobei wir wieder bei der Musik wären.

Die Bewohner werden so von den einzelnen Zimmern abgeholt.

TIPPS & TRICKS:

Für Gruppenangebote im stationären Bereich:
Holen Sie die zu Betreuenden in gewohnter, ritueller Reihenfolge ab mit dem Lied: „Ein bisschen Spaß muss sein… „ oder „Du gehörst zu mir…"

Diese Schlager transportieren sofort viele Gefühle mit, welche sehr hilfreich für die Motivation zur Aktivierung sind.

MOTTO:
Spaßfaktor

G

TRÖSTEN

Trost spenden will gelernt sein.
Wir treffen auf einen traurigen alten Menschen - was tun?
Wir wollen den traurigen Menschen ernst nehmen, ihn aufheitern, aber dabei nicht mitleidig wirken! Eine sehr schwierige Aufgabe.

Mit dem Handwerkszeug Empathie ist diese Aufgabe zu schaffen. Empathie ist die Wertschätzung dem anderen Gegenüber. Verfallen Sie auf keinen Fall in Babysprache oder ignorieren Sie die Trauer!

TIPPS & TRICKS

Die „Fachmänner" und „-Frauen" unter den Lesern wissen, dass hier Validation angesagt ist. Für alle anderen kurz erklärt: Die Stimmung des Gegenübers wird versucht einzufangen entweder mit Sprache, Mimik oder Gestik.
Eine Möglichkeit wäre, den traurigen Menschen in den Arm zu nehmen und ein Lied anzustimmen, z.B. „Weine nicht kleine…"

MOTTO:

Ernst nehmen – aber die Schwere
durch den Schlagertext nehmen.

BIENCHENDIENST

DEFINITION:

Unter einem Bienchendienst versteht man nach Christian Müller-Hergel die kurze Kontaktaufnahme zu einer Person, die deren Wohlbefinden steigert.

Ältere Menschen „verabschieden" sich gerne in ihre Welt. Eine Herausforderung stellt es dann dar, den ganz normalen Tagesablauf durchzuführen.

TIPPS & TRICKS:

Gerade durch Lieder wie:
„Ganz Paris träumt von der…Liebe"
„Ich zähle täglich meine…Sorgen" oder
„Seemann…lass das Träumen"!
können Sie für einen kurzen Moment den Menschen da abholen wo er steht und Wissen aus dem Langzeitgedächtnis abrufen.

MOTTO:

In den Schuhen des anderen gehen

J
BIOGRAPHIEARBEIT / ERINNERUNGSARBEIT

Wie eben gerade schon angedeutet, ist die Biographie jedes einzelnen sehr wichtig.

Natürlich macht es keinen Sinn bei einem sehr zurückgezogenen Menschen in großer Runde das gemeinsame Erinnern zu zelebrieren. Erfahrungsgemäß klappt es jedoch zu zweit.

Gerade in der Musik gehen ja auch die Meinungen und Geschmäcker weit auseinander und es gibt eine Vielzahl an Möglichkeiten, was gefallen könnte. Angefangen bei Volksmusik, kirchlichem Liedgut, Jazz und Soul bis hin zu Klassik gibt es zahlreiche Möglichkeiten.

Es liegt nun an Ihnen heraus zu finden, was gefällt und einen Treffer zu landen.

TIPPS & TRICKS:

Benutzen Sie Anschauungsmaterial, um auf den Musikgeschmack zu kommen. Sie können Fotos verwenden von Musikern oder Interpreten aus verschiedenen Musikrichtungen.

Im NonnaAnna-Kopfkino gibt es eine Kategorie Musik.

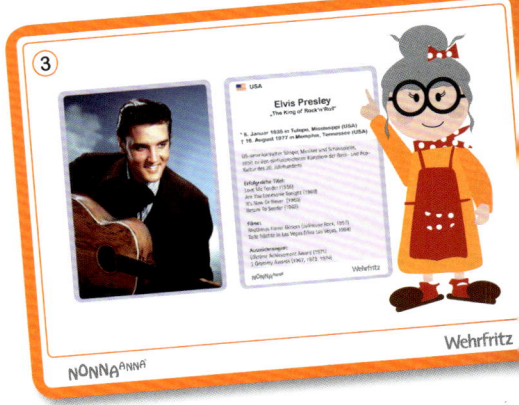

Dort finden Sie 20 Karten von unterschiedlichen Sängern. Auf der Vorderseite ist der Sänger abgebildet und auf der Rückseite sind seine großen Schlager oder Lieder verzeichnet. Probieren Sie es aus!

MOTTO:
Wer nicht wagt – Der nicht gewinnt

Das heißt mit anderen Worten: lieber einmal eine Abfuhr oder eine abfällige Bemerkung über einen Interpreten riskieren, der nicht gefällt, als es gar nicht erst zu versuchen. Auch die Ablehnung ist eine Form der Aktivierung.

K

GRUPPENANGEBOT / RITUALISIERTE BETREUUNG

Das Angebot zur Aktivierung, sowohl in den Tagespflegeeinrichtungen als auch in stationären Einrichtungen, ist sehr vielfältig geworden.
Ein immer wiederkehrender Zyklus im Wochenplan oder Monatsplan ist von Vorteil.

Umso besser wenn unsere Tagesgäste oder Bewohner nun im gewohnten Sitzkreis oder am Tisch sitzend mit einem Ritual beginnen können.
Je nach Vorbereitungszeit kann man zu Beginn ein Schlager-Ratespiel von 3 Schlagern zum „Aufwärmen" einführen.

Ein Plattenspieler wäre ein schönes biographisches Material. Die Schallplatten können in den Händen gehalten werden, betastet werden und dienen der ganzheitlichen Wahrnehmung.
Single für Single wird nun aufgelegt und gemeinsam zu Ende gehört oder gesungen.

TIPPS & TRICKS:

Rituale vermitteln Sicherheit. Ihr Vorteil: Ist ein Ritual erstmals verfestigt, ist es selbsterklärend durch den Symbolgehalt. Ein Ritual am Ende eines Gruppenangebotes bietet die Möglichkeit das Ende der Aktivität zu vermitteln!

MOTTO:

Aktivierung des Langzeitgedächtnisses zum „Eis brechen" dient der Kommunikation in der Gruppe

K

10-MIN-AKTIVIERUNG

Diese Methode wurde Anfang der 90er Jahre entwickelt und wird seit dem in vielen Pflegeeinrichtungen praktiziert. Ausgehend von den Erkenntnissen der Altersforschung, dass Menschen mit Demenz sich nur begrenzte Zeit konzentrieren können, wurde die Zehn-Minuten-Aktivierung entwickelt. Die „zehn Minuten" stellen ein Zeitmaß dar, das diesen Konzentrationsspielraum nutzt und auch bei begrenzten

Zeitressourcen in der Pflege täglich zur Anwendung kommen kann. Das Konzept der 10-Minuten-Aktivierung wurde 1992 von Ute Schmidt-Hackenberg entwickelt

Durch einen Impuls oder ein Material von außen wird das Gehirn gefordert und gefördert.

TIPPS & TRICKS:

Bitte nie Ihren an Demenz erkrankten Angehörigen oder lieben Freund nach etwas fragen:
„Weißt Du die Strophen von…?"
 Oder
„Kennst Du das Lied…?"
Das Gegenüber kann Ihre Fragestellung bei einer demenziellen Erkrankung nicht entschlüsseln! Erst wenn Sie beginnen zu singen: „Liebeskummer… singt Ihr Gegenüber wie automatisch meist alle Strophen mit.

Die Schlagerkarten dienen bei der 10-Minuten-Aktivierung zur Unterstützung als Sprachaktivierung. Ältere Menschen und vor allem Menschen mit Demenz ziehen sich innerlich ab einem bestimmten Punkt immer mehr zurück.
Das Material ist sozusagen das Handwerksmaterial zur gezielten Kontaktaufnahme und Sprache.

MOTTO:

Sprachaktivierung durch bekanntes Wissen aus dem Langzeitgedächtnis gelingt über den Automatismus von der Aktion zur Reaktion

M

TRINKRITUAL

„TRINKEN NICHT VERGESSEN" – ein leidiges Thema. Pflegepersonal, Betreuer etc. kennen dieses zur Genüge – und die älteren Menschen kennen dies auch.

Es werden Zettel mit dieser Botschaft im Zimmer oder der ganzen Wohnung hinterlegt, dass man glaubt man sei auf einer Schnitzeljagd.

So akribisch wie diese Botschaften vom Familienangehörigen oder Pflegern ausgeteilt werden – so akribisch werden diese von den Bewohnern ignoriert oder versteckt. Am besten man „versteckt" den Auftrag, dass der Bewohner trinken soll, in einem kultivierten Ritual mit Kontaktaufnahme.

TIPPS & TRICKS:

Kommunikation ist alles!!!

Nicht der Inhalt bei einer Kontaktaufnahme steht im Vordergrund sondern die Form der Art und Weise über Mimik und Gestik.

Lassen Sie mich das an einem Beispiel erklären:

Um die Flüssigkeitszufuhr zu gewährleisten, kann man durch das Anstimmen von Trinkliedern den Impuls dazu geben.

„Trink, trink, Brüderlein trink…" oder „Prost, prost Kamerad…" knüpfen an Altbekanntes an und heben dies auf eine Ebene, zu der der demenziell Erkrankte Zugang hat.

MOTTO:
Erhöhen der Flüssigkeitszufuhr durch Trinkrituale

N

DEPRESSIONEN

Neben den verschiedenen Formen von Demenz stellen auch Depressionen eine sehr große Herausforderung dar.
Sätze wie „ich kann nicht", „es geht nicht" usw. werden zu Motivationskillern.

Hat man sich erst mal „verführen" lassen und sich auf die Gesprächsebene „warum es nicht geht?" begeben, hat man strategisch schon verloren.

Das Krankheitsbild Depression und deren Gesprächstechniken hier näher zu erörtern würde zu weit führen.
Es sei nur so viel gesagt: Einer Depression kann man sehr gut mit einem sehr streng strukturierten Tages- und Wochenrhythmus zu Leibe rücken.

VORTEIL:
Es wird nicht jedes Mal von neuem ausdiskutiert ob man dieses oder jenes machen will. Hat man es 1x gemeinsam festgelegt ist es Gesetz!!!!

Ältere depressive Menschen drehen sich meist nur um sich selbst. Diesen Kreislauf gilt es aufzuheben.

TIPPS & TRICKS:

Demenz im Frühstadium führt meist nach Bekanntgabe der Diagnose zu einer Depression.

Die Phasen der Trauerarbeit beginnen:
Nach dem Leugnen, Nicht-Wahr-Haben-Wollen, dem Verhandeln kommt es meist zu einer Resignation und nicht zuletzt zu einer Depression. Versuchen Sie für sich und Ihren Erkrankten eine Wochenstruktur zu erarbeiten und einzuhalten. Bei Tätigkeiten, welche gemacht werden müssen, kann gezielt ein Lied gesungen werden, welches zur Erinnerung des älteren Menschen passt.

Handelt es sich um Ihren Mann oder Ihre Frau, der an Ihrer Zuneigung durch die Erkrankung zweifelt, können Sie mit „Marmor, Stein und Eisen bricht…" die Sorge emotional „aufheben – wenn auch nur für einen kurzen Moment.

Handelt es sich um einen Mann in einer Pflegeeinrichtung kann z.B. „Schöner fremder Mann…" eine Möglichkeit sein einen Zugang zu bekommen.

Die Möglichkeit zur Impulsaktivierung und „Eisbrecher" bei der Grundpflege besteht immer.

MOTTO:
Hast Du Schweres vor, mach es Dir leicht!

0

EINSATZ FÜR LOGOPÄDIE

Viele Logopäden gibt es leider noch nicht im Gerontopsychiatrischen Bereich. Ich persönlich finde dies sehr schade aber verständlich.

Berührungsängste mit der Spezis „ältere Menschen" und Demenz sind wahrscheinlich der Grund dafür UND der hohe Anspruch an die Förderung der Berufsgruppe Logopädie.

In der Sprachaktivierung geht es gezielt um den Sprachaufbau. Stimmt die „Chemie" zwischen dem Logopäden und dem Patienten nicht, kommt es auch nicht zu einem Gespräch. Schlimmsten falls kommt es zu der Aussage „brauch ich nicht – will ich nicht".

TIPPS & TRICKS

FÜR LOGOPÄDEN/DIALOGTHERAPIE

- Initiative zum Sprechen wird mit Aufmerksamkeit belohnt
- Sinn- und Gefühlsorientierte Biographie und sprachstrukturelle Angebote durch Singen erlangen
- Sprachstrukturelle Übungen durch Wortrhythmus

ZAUBERFORMEL ZUR SPRACHAKTIVIERUNG IN DER GERIATRIE

- Tempo reduzieren
- Auf ein emotional ausgeglichenes Klima achten

- Ungeteilte Aufmerksamkeit schenken
- anspruchsgeminderte Information
- Sprach- und Kommunikationsschwierigkeit sind hier zweitrangig
- den Inhalt situativ durch Schlager und den damit verbundenen Erinnerungen über Gefühle mitteilen

MOTTO:
Gesprächsklima hat Vorrang vor Inhalt

Die Leichtigkeit dieses NonnaAnna Schlager-Materials ist definitiv der große Mehrwert.

Sie zaubert den Menschen ein Lächeln ins Gesicht und lässt diese mutiger werden durch das Hilfsmittel der Schlagerkarten zur Sprache zu kommen.

GUTE BEISPIELE

Liebe Leserinnen und Leser,

Sie haben auf den letzten Seiten viel gelesen über die Bedeutung von Musik. Sie haben gelernt, dass die Musik ein Leben lang Freude schenkt und für viele Menschen das Salz in der Suppe des Lebens ist.
Deshalb ist es wichtig, dass die Musik gerade am Ende des Lebens nochmals einen wichtigen Part im Tagesablauf eines Menschen erhält.

Auf den folgenden Seiten haben wir, das Autorenteam, zwei besonders beeindruckende Beispiele zusammengetragen, wie die Musik den Lebensabend von Senioren, die in einer Einrichtung leben, verschönern kann.

Herzlichen Dank an Frau Iris Tschischke vom Pflegeheim Südhus in Rostock und an Frau Andrea Kunert von der K&S Seniorenresidenz in Lübben für den Einblick, den Sie uns in ihre musikalischen Unternehmungen gegeben haben.
Hut ab! Tolle Arbeit!

Danke auch an Familie Borgwardt für die beeindruckende Lebensgeschichte.

Und nun wünschen wir Ihnen viel Spaß beim Weiterlesen. Sie werden staunen, wie Musik auch im hohen Alter zum Jungbrunnen wird.

„WO GESUNGEN WIRD, DA LASS` DICH NIEDER"

Im Südhus in Rostock werden die Feste gefeiert, wie sie fallen, erklärt uns Frau Tschischke, die Leiterin der Südhus-Gruppe. Wir haben damit die geschichtlich biographischen Herausforderungen unserer Bewohner sehr bewusst eingebettet in unsere Hausphilosophie:

WIR VERSAMMELN UNS UND FEIERN FESTE!

Deshalb gehört es im Südhus zum guten Ton, dass in jedem Monat ein Fest gefeiert wird. Einen Grund zum Feiern gibt es immer!

Um Feste feiern zu können, bedarf es einer intensiven und aktiven Vorbereitung und natürlich Musik, in die jeder miteinbezogen wird, der mag.

Ob Musik bei privaten Feiern „aus der Konserve", Kaffeehausmusik, Plattdeutsche Folkloregruppen, Barmusik, „eingebürgerte Oktoberfestmusik", Musiker aus DDR-Tagen ganz egal. Die Mischung macht`s!

Auf Festen können sich die Bewohner treffen, können kommunizieren, sich unterhalten, Freude haben, ausgelassen tanzen oder sich still an der Ausgelassenheit der anderen erfreuen. Eben wie im richtigem Leben. Es besteht die Möglichkeit jemanden zu treffen, den man sonst nicht oder nur selten sieht. Das heißt für die Bewohner, sich schick machen und auf zum Fest, zum Tanz – zur Musik.

DER JAHRESZEITENZYKLUS IM SÜDHUS:

JANUAR:
„ABER BITTE MIT SAHNE!"

Das Jahr beginnt mit einem üppigen Kuchenbuffet, das gemeinsam hergestellt wird, von der Auswahl der Rezepte, über den Einkauf bis zum gemeinsamen Backen. Danach verwandelt sich das Südhus in ein Café, das bekannt ist für die besten Kuchen und Torten. Lecker!

FEBRUAR:
KARNEVAL IM SÜDHUS

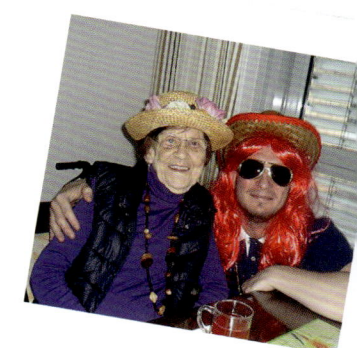

Partytime! Im Südhus wird der Karneval mit einem Discjockey gefeiert. Bei Partymusik ab den 60er Jahren. Schlager, Schlager, Schlager… GRIECHISCHER WEIN, Polonaise … und Co!

MÄRZ:
SÜDHUS HAT GEBURTSTAG

Immer im März feiert das Südhus Geburtstag. Bunte Folkloregruppen tanzen und viele Bewohner tanzen mit. Bauchtän-

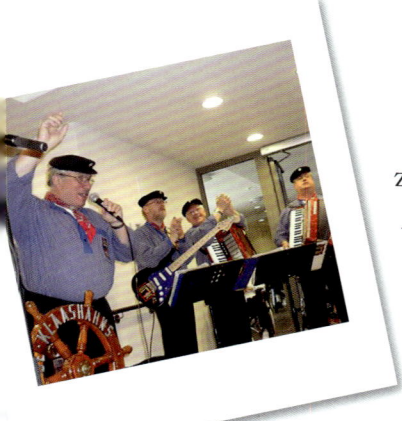

zerinnen ergänzen das Aktivprogramm. Am Abend wird es elegant: Bei Candle-Light-Dinner und Barmusik klingt der Geburtstag aus.

APRIL:
OSTERLUNCH

Kleindarsteller heißen den Frühling und den Osterhasen mit fröhlichen Liedern willkommen. Mitsummen und Mitsingen ausdrücklich erwünscht!

MAI:
PFINGSTGRILLEN

Bei diesem Fest wird mit dem traditionellen PFINGST-GRILLEN angegrillt. Kleindarsteller bieten dazu ein spaßiges musikalisches Programm in Form einer Zeitreise durch die Schlager. Wer will kann mitsingen, mitklatschen oder mitsummen - je nach Lust und Laune.

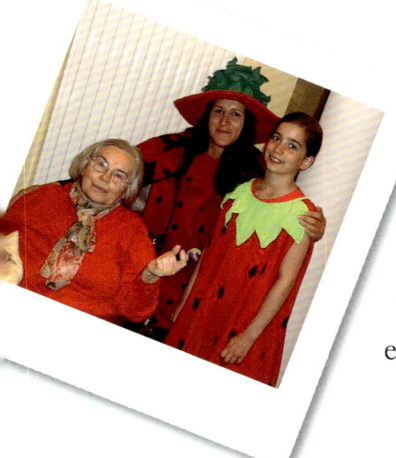

JUNI:
ERDBEER- UND SPARGELFEST

Kulinarische Lieblingsrezepte werden wochenweise vom Personal mit den Bewohnern durch biografische Gespräche erarbeitet und „zu Papier" gebracht. Dann wird gekocht. Alle helfen mit. Danach schmecken die kulinarischen Köstlichkeiten umso besser.

JULI: DAS HOFFEST

Das Hoffest ist das absolute High-light im Festkalender. Bekannte Künstler aus DDR-TAGEN wie z.B. Achim Menzel, Holm & Lück werden eingeladen und treten live vor Ort auf. Musikgenuss pur! Bewohner und das Personal treffen ihre Stars persönlich. Manche Träne der Rührung wird heimlich vergossen, wenn der Schlagerstar aus jungen Jahren vor einem steht!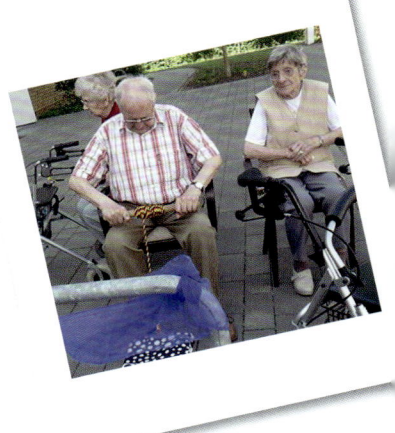

AUGUST: SPORTFEST

Dabei sein ist alles! Während sich die einen körperlich aufwärmen um beim Weitwurf zu punkten, wird der Gemeinschaftssinn gestärkt durch das Warmwerden mit stimmungsvollen Schlagern. Ganz nach dem Motto: „Ein bisschen Spaß muss sein"

SEPTEMBER: HERBSTFEST

Bei diesem Fest wird die Jahreszeit bewusst wahrgenommen durch regionale kulinarische Speisen, bei denen auch der junge Wein nicht fehlen darf. Die Musik wird auf „Weinseeligkeit" gestellt. Je nach individuellen Fähigkeiten der Bewohner werden die Zutaten für die eine oder andere Speise gemeinsam eingekauft oder in der Kochgruppe gemeinsam hergestellt.

OKTOBER: JAGDFEST

Wie es hier vor Ort jeder kennt, blasen heimische Jäger auf den Hörnern das Halali - eine Musik der besonderen Art. So wird dieses Fest zur Erinnerungsreise für den einen oder anderen Bewohner, vor allem, wenn plattdeutsche Folkloregruppen auftreten.

DEZEMBER:

3.ADVENTSSONNTAG

Die DON-KOSAKEN kommen! Diese Musik bringt die Erinnerungen zurück. Die Zuhörer sind begeistert.

4.ADVENTSSONNTAG

Kurz vor Weihnachten wird's traditionell. Zusammen mit Bewohnern, Angehörigen und Personal feiert das Südhus Weihnachten. Ein Programm zum Mitsingen und Mitsummen. Kindheitserinnerungen werden wach.

Bei diesem intensiven Feste- und Feierzyklus spielt die Musik im Südhus eine wesentliche Rolle im Leben der Bewohner und des Personals.

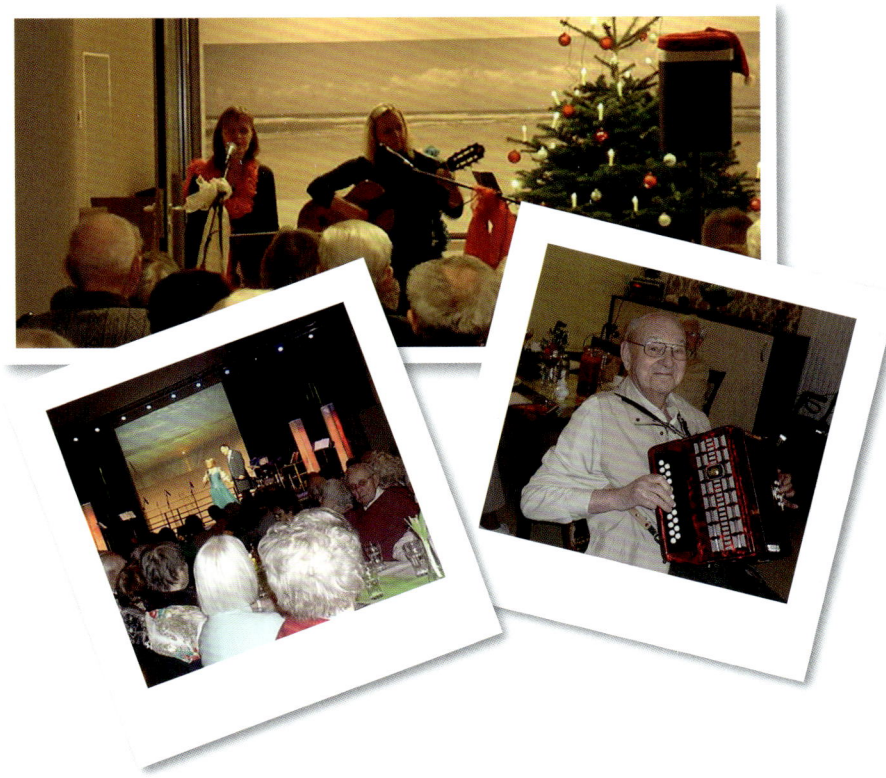

Das Erinnern wird erleichtert und gefördert. Das Leben gestaltet sich abwechslungsreich und gemeinsame Erlebnisse und gemeinsames Feiern bestimmen die Tage. Natürlich werden auch die Vorbereitungen zu den Festen mit allen zusammen durchgeführt. Da sind Hausfrauenqualitäten gefragt oder auch mal Handwerkskünste aus früheren Tagen.

Fordern statt fördern heißt die Devise und steht als Garant für ein lebenswertes und abwechslungsreiches Leben im Alter, in dem man gebraucht wird und in dem die Lebensfreude nicht zu kurz kommt.

„MUSIK VERBINDET"

DIE LEBENSGESCHICHTE DES
MUSIKEREHEPAARS BORGWARDT

... hat uns persönlich sehr berührt. Es zeigt wieder einmal mehr, wie wichtig es ist, dass sich das Pflegepersonal in Senioreneinrichtungen mit der Biografie von Bewohnern beschäftigt und passend dazu gezielte Angebote unterbreitet. Dies gilt insbesondere für Menschen mit Demenz – um durch eine beschützende Begleitung, Wohlbefinden und Lebensfreude zu fördern.

Monika und Lothar Borgwardt wohnen seit ein paar Jahren in der K&S Seniorenresidenz Lübben und können dort ihrer großen Leidenschaft, der Musik, uneingeschränkt frönen, wie mir deren Tochter Anke Severin erzählt:
„Wenn Musik in der Luft liegt beginnen die Augen unserer Mutter zu leuchten, ihr Gesicht bekommt einen rosigen Teint, sie ist sichtbar glücklich. Das wiederum bereitet meinem Vater und unserer ganzen Familie eine große Freude."

Wir dürfen Ihnen das Ehepaar Borgwardt vorstellen:
Lothar Borgwardt, geb. 24. April 1939, und Monika Borgwardt, geb. 29. Februar 1940, führten seit frühester Jugend ein Musikerleben aus Leidenschaft. Noten, Melodien und Instrumente sind auch bis ins hohe Alter ein bestimmendes und verbindendes Thema geblieben.

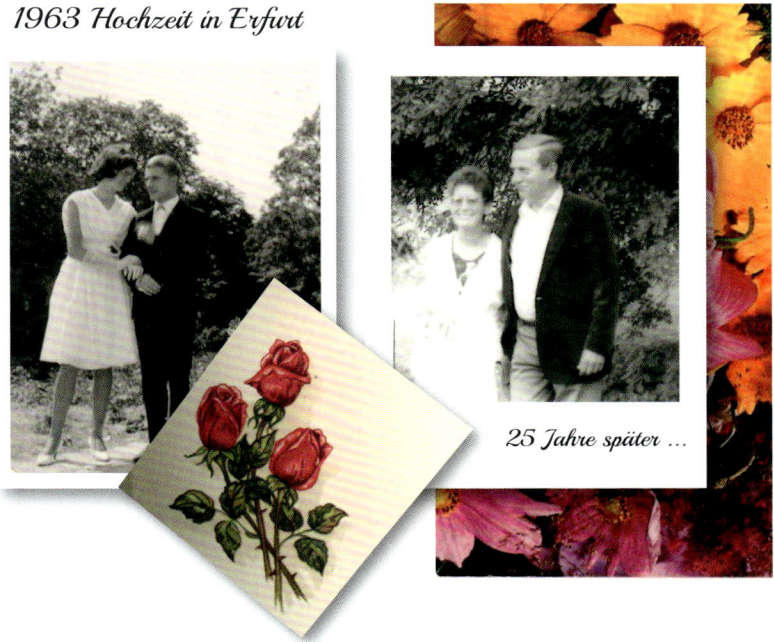

1963 Hochzeit in Erfurt

25 Jahre später …

Bereits im Kindesalter haben die beiden durch ihre Familien Instrumentalunterricht erhalten.

Monika Borgwardt wuchs zusammen mit ihrer Schwester in einem Frauenhaushalt auf, wie er für die damalige Nachkriegszeit typisch war. Der Vater war im Krieg gefallen und die Großmutter und die Tante waren zusammen mit der Mutter für die beiden Mädchen verantwortlich und legten all ihre Liebe und Fürsorge in die musikalische Erziehung der Mädchen. Das hat sich gelohnt. Aus Monikas Schwester ist eine bekannte Opernsängerin geworden, die 40 Jahre lang zum Ensemble der Komischen Oper in Berlin gehörte und Monika selbst wurde Orchestermusikerin.

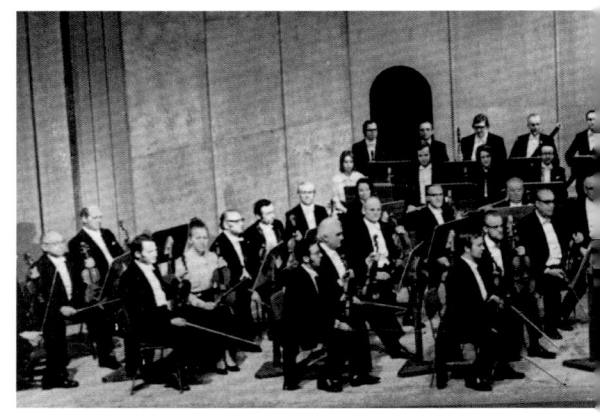

Lothar Borgwardt erlernte bereits im Kindesalter Oboe und Klavier. Das tägliche Üben bestimmte bei ihm, wie auch bei seiner Frau, schon in jungen Jahren den Lebensrhythmus.

Im Alter von 14 Jahren besuchten beide das Konservatorium für Musik in Rostock, wobei Monika Borgwardt Bratsche studierte und zusätzlich Klavier, was als Pflichtfach galt. Lothar Borgwardt wählte als Hauptfächer Schlagzeug und Oboe.

Bei so vielen gemeinsamen Interessen konnte es nicht ausbleiben, dass die beiden Musikstudenten ein Paar geworden sind, das seither unzertrennlich einen gemeinsamen Lebensweg geht.

Sie beendeten beide das Studium nach sieben Jahren mit dem Staatsexamen und landeten nach Wehrdienst beziehungsweise Praktikumsstellen in ein und demselben hochkarätigen Orchester, der Neubrandenburg Philharmonie.

Damit war der Weg frei für ein Berufs- und Familienleben

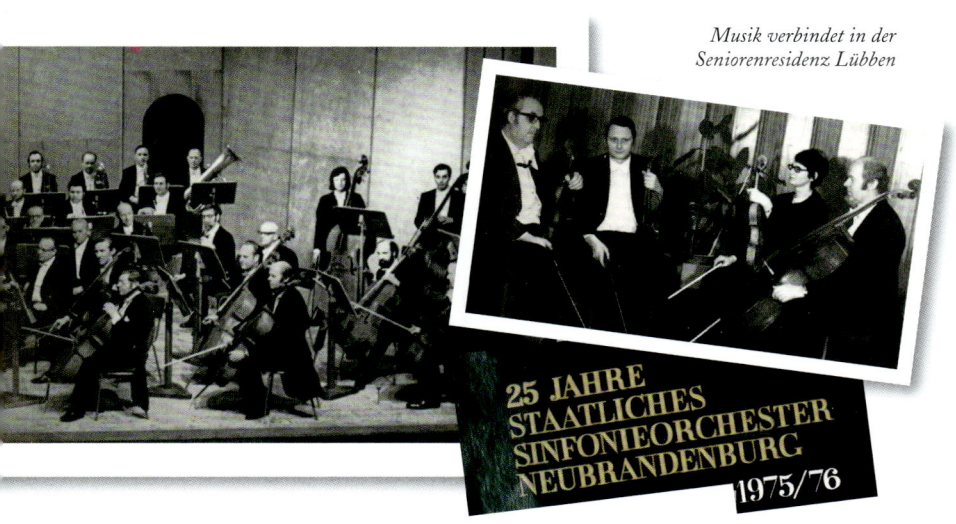

25 JAHRE
STAATLICHES
SINFONIEORCHESTER
NEUBRANDENBURG
1975/76

im Zeichen der Musik. Die junge Familie musste eine Möglichkeit finden, um ihren Alltag mit drei kleinen Kindern und dem anspruchsvollen Berufsalltag zweier Orchestermusiker zu bestehen.

Da das Orchester viele Reisen unternahm, war das nicht immer einfach. Mit zwei Reisebussen und einem Instrumentenwagen ging es neben Konzertreisen durch Deutschland auch ins europäische Ausland, wie Spanien, Polen oder auch Bulgarien.
Ganz nach dem Motto „Wo ein Wille, da ein Weg" war die Lösung für das Problem schnell gefunden. Eine ältere Dame aus der Nachbarschaft fungierte als Ersatzgroßmutter während der Kurztrips durch Deutschland. Wenn es ins Ausland ging, verbrachten die Kinder abwechslungsreiche Tage bei Verwandten.
Die Borgwardts waren so „verrückt" nach Musik, dass für sie das Dasein als Orchestermusiker nicht reichte. Deshalb

spielte Monika Borgwardt zusätzlich in einem Streichquartett und Lothar Borgwardt war der begehrte Sänger in einer elfköpfigen Band, den Neubrandenburger Stadtpfeifern, die hauptsächlich Tanzmusik machte.

Beide liebten sie neben dem Musizieren auch das Tanzen und frönten auch diesem Hobby reichlich.

Glücklicherweise konnten beide ihren geliebten Beruf als Musiker bis zu ihrem Rentenalter ausüben.

Auch heute noch begeistern sie sich für die Musik. Am liebsten verbringen sie den Tag mit Fernsehsendungen zu klassischer Musik oder sie hören CDs.

Leider hat das Schicksal nach vielen glücklichen Jahren zugeschlagen.

Tochter Anke Severin, die selbst Musiklehrerin ist, erzählt: „Als meine Mutter 60 Jahre alt wurde, haben wir in der Familie bemerkt, dass mit ihr etwas nicht stimmte. Das ganze Leben lang hatten wir das Haus immer voller Musiker und sie beherrschte den Haushalt perfekt, plötzlich erkundigte sie sich bei uns Töchtern nach Rezepten. Das war sehr „merkwürdig". Irgendwann war klar, dass unsere Mutter an Demenz erkrankt ist, was uns alle sehr traurig machte.

Im April 2014 haben wir uns entschlossen, dass unsere Mutter in die K&S Seniorenresidenz Lübben zieht. Mein Vater folgte ihr ein halbes Jahr später. Das war ein sehr wichtiger Schritt für uns alle. Da wir vor allem das besondere Konzept der Pflegeoase sehr schätzen sind wir alle damit sehr glücklich. Als meine Eltern in die Seniorenresidenz eingezogen sind, haben wir mit der Residenzleitung Andrea Kunert intensive Gespräche geführt, wobei natürlich auch das Musikerleben meiner Eltern und ihre Leidenschaft für Musik das Hauptthema war, das von den Verantwortlichen sofort aufgegriffen und erfolgreich umgesetzt wurde.

Seither kommt einmal pro Woche die professionelle Musikerin Rodica Gropper ins Haus und gibt in der Mocca-Bar oder in der Pflegeoase im Bereich „Behütetes Wohnen" ihre beliebten Konzerte. Sie ist ausgebildete Musiklehrerin und Orchestermusikerin – wie passend.

Diese Konzerte bilden eine Brücke zwischen meiner Mutter und der Außenwelt. Sie blüht auf, sie dirigiert mit, sie bewegt sich im Takt und manchmal ergeben sich daraus sogar Gespräche.
Zehn Bewohner gehören zusammen mit meinen Eltern zum festen Stammpublikum der Künstlerin und nicht selten sind am Ende des Konzerts Bravorufe zu hören.
So schaffen es die Melodien von Strauß und Vivaldi, aber auch Platten von Caterina Valente und André Rieu ein Fenster zu öffnen – zu den Erinnerungen, aber auch zur gegenwärtigen Gemeinschaft.

Die Konzerte von Rodica Gropper bringen über ihr wundervolles Spiel das Lebensglück in unsere Familie zurück.
DANKE!"

INTERESSANTE ADRESSEN:

Bernhard Brink kommt gerne in Ihre Senioreneinrichtung zu einem Konzert. Nehmen Sie Kontakt auf unter:

exklusiv Managements von Bernhard Brink
Holger Kurschat für
One two media GmbH
Gervinusstrasse 12
10629 Berlin
bernhard.brink@onetwomedia.de
Die Konzertbuchungen von Bernhard Brink laufen ebenfalls über Holger Kurschat.

Fanartikel können Sie bestellen unter:
bernhard-brink.vip-pictures.com

Die neue CD von Bernhard Brink erhalten Sie unter:
www.amazon.de
itunes.apple.com

basic erfolgsmanagement
Dipl.-Päd. univ. Eva-Maria Popp
Ringstraße 26
84347 Pfarrkirchen
www.basic-erfolgsmanagement.de

NonnaAnna
Bianca Mattern
Römerstrasse 26
94099 Ruhstorf
www.nonna-anna.com

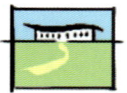

Pflegeheim Südhus GmbH
Brahestraße 40
18059 Rostock
www.suedhus.de

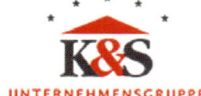

K&S Seniorenresidenz Lübben
- Haus Spreewald
Parkstraße 3,
15907 Lübben
www.ks-unternehmensgruppe.de

INTERESSANTE ADRESSEN:

Weitere Bücher der Autoren:

Eva-Maria Popp:
„Pflege und Beruf unter
einen Hut"
ISBN: 978-3-941805-41-5
Wehrfritz Verlag

Bianca Mattern/Eva-Maria Popp
„Demenz – ist das ein Tier
wie Krebs?"
ISBN 978-3-8080-0755-6
Verlag modernes lernen

....

Bianca Mattern:
MONTESSORI für Senioren
Teil 1
ISBN 978-3-8391-2175-7

MONTESSORI für Senioren
Teil 2
ISBN 978-3-8370-4929-9

Nonna Annas Tagebuch
Verlag modernes lernen
ISBN 978-3-8080-0737-2

Interessante Links:

www.wi-care.net
Bekleidung für Menschen mit
Behinderung, Reißfester Anzug
für Menschen mit Demenz

www.medsorg.de
Pflegeartikel für den privaten
Haushalt und professionelle
Einrichtungen

www.miteinander-leben.de
www.wehrfritz.com
Alles rund um Therapie
und Altenpflege

www.memosens.de
Liederbücher speziell für
Menschen mit Demenz

www.wir-stiftung.org
Guter Rat für pflegende Angehörige

„Wohlfühlen im Alter"
Ein Magazin für Senioren
Erscheint 4x im Jahr
Kostenlos zum Runterladen unter:
www.wia-magazin.de

GUTE GEDANKEN ZUM SCHLUSS

Liebe Leserinnen und Leser,
Sie haben mit diesem Buch viele persönliche Lebensgeschichten und -erkenntnisse, Denkimpulse, geschichtliches
Wissen und dazu passend das Lebensgefühl von Menschen
erfahren, die im Leben stehen oder ein erfülltes Leben gelebt haben. Außerdem konnten Sie viel Wissenswertes zum
Thema Musik und interessante Tipps zum liebevollen Umgang mit Menschen mit Demenz erfahren. Wir hoffen, dass
Sie daraus für Ihr zukünftiges Leben eigene Erkenntnisse
ableiten können. Vor allem, wenn Sie pflegender Angehöriger sind oder in der professionellen Pflege arbeiten, haben
Sie die Möglichkeit, vieles von dem, was Sie gelesen haben, auszuprobieren und in der Praxis umzusetzen. Auf den
nächsten Seiten können Sie aus dem Lesebuch „Von hier bis
zur Unendlichkeit" ein eigenes Arbeitsbuch erstellen. Schreiben Sie Ihre persönlichen Gedanken auf, die Sie sich während des Lesens gemacht haben! Schreiben Sie neue Ideen
auf, die Sie während der Arbeit mit Ihren zu Betreuenden haben! Halten Sie Reaktionen und Erfolge fest! Erkennen Sie,
dass in jeder Krise eine große Chance steckt. Diese Erkennt-
nis betrifft sogar die Diagnose Demenz, vorausgesetzt, man
begegnet ihr mit Kreativität, viel Liebe und viel MUSIK.

Leben Sie IHRE Träume!
Leben Sie IHRE Chancen!
Leben Sie IHR Schicksal...
... von hier und jetzt bis zur Unendlichkeit!

Beginnen Sie hier und heute!
Alles Gute und viel Freude mit Ihrer Musik
wünscht Ihnen das Autorenteam
Bernhard Brink, Eva-Maria Popp
und Bianca Mattern.